CADEIAS POSTEROLATERAIS

Dados Internacionais de Catalogação na Publicação (CIP)
(Câmara Brasileira do Livro, SP, Brasil)

Campignion, Philippe
  Cadeias posterolaterais: cadeias musculares e articulares: método G.D.S. / Philippe Campignion; [tradução Maria Lucia Campello Hahn]. – São Paulo: Summus, 2009. (Coleção cadeias musculares e articulares – método G.D.S.)

  Título original: Les chaînes postéro-latérales: les chaînes musculaires et articulaires: methode G.D.S.
  Bibliografia
  ISBN 978-85-323-0515-2

  1. Articulações – Fisiologia 2. Biomecânica 3. Fáscias (Anatomia) – Fisiologia 4. G.D.S. (Técnica terapêutica) 5. Sistema musculoesquelético – Fisiologia I. Título. II. Série.

08-06314   CDD-612.7

Índice para catálogo sistemático:

1. Cadeias posterolaterais: cadeias musculares e articulares:
   Aplicação do método G.D.S.: Fisiologia neuromuscular   612.7

Compre em lugar de fotocopiar.
Cada real que você dá por um livro recompensa seus autores
e os convida a produzir mais sobre o tema;
incentiva seus editores a encomendar, traduzir e publicar
outras obras sobre o assunto;
e paga aos livreiros por estocar e levar até você livros
para a sua informação e o seu entretenimento.
Cada real que você dá pela fotocópia não autorizada de um livro
financia um crime
e ajuda a matar a produção intelectual em todo o mundo.

CADEIAS POSTEROLATERAIS

**Cadeias
Musculares e Articulares
Método G.D.S.**

Philippe Campignion

summus
editorial

Do original em língua francesa
LES CHAÎNES POSTÉRO-LATÉRALES
Les chaînes musculaires et articulaires – Methode G.D.S.
Copyright © 2007 by Philippe Campignion
Direitos para a língua portuguesa adquiridos por Summus Editorial

Editora executiva: **Soraia Bini Cury**
Editoras assistentes: **Andressa Bezerra e Bibiana Leme**
Tradução: **Maria Lucia Campello Hahn**
Capa: **Acqua Estúdio Gráfico**
Diagramação: **Acqua Estúdio Gráfico**
Impressão: **HR Gráfica e Editora**

Summus Editorial
Departamento editorial:
Rua Itapicuru, 613 – 7º andar
05006-000 – São Paulo – SP
Fone: (11) 3872-3322
Fax: (11) 3872-7476
http://www.summus.com.br
e-mail: summus@summus.com.br

Atendimento ao consumidor:
Summus Editorial
Fone: (11) 3865-9890

Vendas por atacado:
Fone: (11) 3873-8638
Fax: (11) 3873-7085
e-mail: vendas@summus.com.br

Impresso no Brasil

Agradecimentos

A Benoît Lesage, que nos permitiu verificar certos pontos de anatomia por meio da dissecação, e ao finado professor Guyot, da Faculdade de Medicina de Besançon, que gentilmente nos permitiu utilizar seu laboratório de anatomia.

Sumário

Considerações iniciais   9

Primeira parte
Considerações gerais
sobre as cadeias posterolaterais   11

Segunda parte
Anatomofisiopatologia
das cadeias posterolaterais   17

Ações musculares no nível da bacia onde se localizam tanto o feudo como o pivô primário das cadeias posterolaterais   18

As cadeias posterolaterais no crânio e no pescoço   22

As cadeias posterolaterais no pescoço e no membro superior   31

As cadeias posterolaterais no tronco   52

As cadeias posterolaterais na bacia   66

As cadeias posterolaterais nos membros inferiores   94

Terceira parte
Princípios de tratamento 127

Conclusão 139

Bibliografia 141

Considerações iniciais

Este volume da coleção Cadeias Musculares e Articulares, Método G.D.S. trata do segundo par de cadeias, que está ligado ao **comportamento relacional**, isto é, à maneira de comunicar-se com o meio circundante.

A expressão vinculada às cadeias posterolaterais (PL) é muito diferente daquela vinculada às cadeias anterolaterais (AL). Os músculos que constituem cada um desses encadeamentos, por sua vez, também diferem, tanto na atitude corporal que favorecem quanto na própria fisiologia.

AL e PL são antagonistas complementares e muito ligadas uma à outra. Vimos no volume anterior, *Cadeias anterolaterais*[1], que elas se cruzam em diferentes lugares do corpo. Veremos neste fascículo que *elas se prolongam mutuamente e dão ponto fixo uma à outra*.

Ainda que sejam de certo modo inseparáveis, **elas entram frequentemente em competição**, dividindo o território do músculo aponeurótico de maneiras diversas, que serão descritas no momento adequado.

A que se "instala" em primeiro lugar[2] *frequentemente obriga a outra a "instalar-se" em outro local.* Em outros casos, cada uma delas reforça a própria posição em seu "feudo", e a competição assume a forma de uma guerra de trincheiras.

Por serem cadeias cruzadas, não é raro que ocorra *assimetria*. Pode acontecer de uma PL esquerda na bacia entrar em competição com uma AL direita no ombro, por exemplo.

Os membros inferiores são, com frequência, local de outra forma de competição entre AL e PL, que levará a *anomalias de torções* das quais, como veremos, o joelho é a principal vítima. Certas periartrites do ombro têm também sua origem nesse "duelo" entre AL e PL.[3]

Desfazer esse emaranhado de compensações é um trabalho apaixonante. Um amigo canadense disse-me um dia que, graças ao ensino das cadeias, tinha por vezes a impressão de brincar de Sherlock Holmes do corpo...

---

1. Devido às alterações do Novo Acordo Ortográfico da Língua Portuguesa, incorporadas pelo Grupo Editorial Summus desde janeiro de 2009, alguns termos grafados com hífen nos volumes anteriores desta coleção (como o nome das cadeias ântero-lateral, póstero-lateral, ântero-mediana, póstero-mediana, ântero-posterior, póstero-anterior) passaram a ser grafados sem hífen (anterolateral, posterolateral, anteromediana, posteromediana, anteroposterior, posteroanterior). Por essa razão, o título do livro *Cadeias ântero-laterais* passou a ser grafado *Cadeias anterolaterais*. (N.E.)
2. Aquela cujo tônus é nitidamente maior, por ser a mais utilizada em função do modo de expressão preferencial do indivíduo. (N.T.)
3. "Feudo", "território", "duelo", "excesso", "ponto fixo", "residência" etc. são termos usados correntemente em Cadeias Musculares G.D.S., sendo do conhecimento daqueles que tiveram alguma iniciação nesse método. Entretanto, seu significado também é facilmente compreensível para o leitor não iniciado. (N.T.)

Primeira parte

Considerações gerais
sobre as cadeias posterolaterais

As cadeias anterolaterais (AL) e posterolaterais (PL) são cadeias relacionais

As duas vias relacionais, uma de abertura para o meio (PL) e outra da reserva diante desse meio exterior (AL), já foram discutidas no volume *Cadeias anterolaterais*. Reencontramos aqui os dois bebês cuja atitude ilustra essa diferença de comportamento.

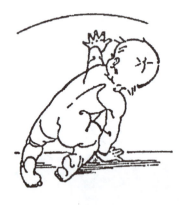 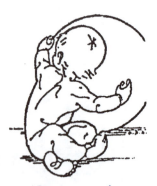

PL vai ao encontro do meio circundante

AL traz para si o meio circundante para analisá-lo

Figura 1

AL e PL, estruturas do eixo horizontal a serviço do comportamento que implica relação.

As cadeias posterolaterais estão associadas à necessidade de comunicação com o meio circundante. Os indivíduos que funcionam em PL têm necessidade de trocas. Eles se manifestam de modo **extrovertido**, porém existem diferentes graus de *extroversão*: há desde aquele indivíduo que se contenta em instalar-se num café para olhar quem passa, sem necessariamente se comunicar com qualquer passante, até aquele que convida para sua mesa qualquer pessoa que entra, só para ter com quem conversar.

No excesso de extroversão, ele pode fazer muito barulho para se fazer notar, perturbando aqueles que funcionam em AL.

AL, que tem horror a multidão, prefere ter relações mais íntimas e permanecer em casa.

Se AL dá importância aos pormenores e à analise, **PL tem uma visão sintética** das coisas. No excesso, isso pode conduzi-lo a interessar-se por tudo sem se aprofundar em nada. Ele se *dispersa* em ações descontroladas e torna-se aquele que "muito abraça" e "pouco acolhe".

A percepção do mundo exterior é também muito diferente. Uma experiência feita por pesquisadores norte-americanos que consistiu em alterar a distância entre os olhos com a ajuda de um binóculo especial mostrou que, quando reduzimos essa distância, como ocorre nos indivíduos do tipo AL, o cenário circundante parece mais imponente do que quando a aumentamos, como acontece nos indivíduos tipificados em PL. Isso poderia explicar por quê, ao visitarmos novamente um lugar que conhecemos na infância, ele nos pareça muito menor do que era em nossa lembrança. Quando crescemos, a distância entre nossas órbitas também aumenta.

Parece que, para os indivíduos que se apresentam segundo o modo relacional de tipo PL, as distâncias têm menos importância: o mundo é pequeno, e eles passeiam por ele com muita facilidade.

Por outro lado, para os indivíduos que se manifestam segundo um modo relacional de tipo AL, um deslocamento mínimo torna-se rapidamente uma aventura.

Do ponto de vista neurovegetativo, as diferenças também são importantes: os indivíduos que funcionam em PL são menos friorentos que aqueles que funcionam em AL. Os primeiros *têm as extremidades muito quentes*, enquanto as extremidades dos que funcionam em AL são sempre frias.

A pele tende a ser gordurosa nos indivíduos de PL, que se bronzeiam facilmente; ao passo que é seca, chegando a descamar, nos indivíduos de AL, que com facilidade são vítimas de insolação.

A implantação dos cabelos também apresenta diferenças. Indivíduos de AL têm cabeleira densa, com implantação muito próxima das sobrancelhas; já os de PL têm cabeleira mais esparsa e apresentam muitas vezes uma calvície "temporal".

Se estabelecermos um paralelo com a energética chinesa, ampliaremos nosso ponto de vista associando a expressão psicocomportamental às influências orgânicas e energéticas.

As cadeias musculares posterolaterais são os instrumentos de manifestação de um comportamento relacionado com a área energética do fígado e da vesícula biliar.

Lembremo-nos de que os meridianos são canais pelos quais circula a energia, enquanto as cadeias musculares são ferramentas da expressão comportamental; os trajetos não são necessariamente os mesmos. Uma vez apenas não constitui regra. O meridiano da vesícula biliar tem um trajeto muito próximo daquele da cadeia posterolateral.

O compartimento energético do fígado e da vesícula biliar está relacionado com a cólera, o que equivale a dizer que um problema energético ou orgânico nessa área pode ter influência na maneira de administrar os próprios acessos de cólera. Não é comum dizer que as pessoas que sofrem da vesícula biliar são coléricas?

Aqui, mais uma vez, é preciso cuidar para não reter apenas o aspecto negativo das coisas. Certos indivíduos que funcionam em PL podem dar mostras de **agressividade**; porém, num contexto de equilíbrio, são sua coragem e disposição para agir que mais se destacam. Lembremo-nos de que não existem estruturas ruins de um lado e estruturas boas de outro; todas elas têm vantagens e inconvenientes, trata-se de uma questão de equilíbrio.

A interatividade entre os diferentes níveis ou sistemas é complexa: a responsabilidade cabe a um ou a outro, seria absurdo ver apenas um único responsável possível. Um psiquismo enfraquecido pode estar na origem de problemas energéticos e orgânicos e – caso que nos interessa mais de perto – de desequilíbrios miofasciais e osteoarticulares. Por outro lado, um desequilíbrio energético ou orgânico (advindo da má alimentação, por exemplo) pode ser a causa de um desequilíbrio psíquico.

Voltemos ao aspecto biomecânico, não esquecendo que o músculo é, frequentemente, apenas meio de expressão de um mal-estar mais generalizado. Mas essa continua a ser uma via de acesso possível à tomada de consciência.

Figura 2

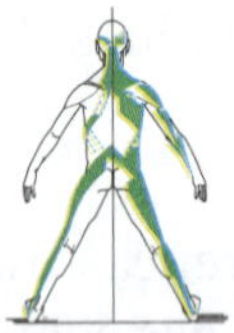

O nome das cadeias posterolaterais é derivado da localização de seu trajeto sobre os membros e o tronco.

Elas deixam suas marcas principalmente nas duas cinturas e nos membros, o que não impede que, em certos casos, transbordem para o tronco, de cujas torções participam.

A residência de PL está nos membros superiores que a ajudam a se comunicar. É nesse nível que a AL – particularmente o grande dorsal – a controla, mantendo a cintura escapular apoiada sobre a pelve.

O feudo da PL está na coxofemoral. Os pelvitrocanterianos, isto é, o quadrado femoral, o obturador interno e os gêmeos que o acompanham além do músculo piriforme, favorecem *a rotação externa da extremidade superior do fêmur*. Essa é uma marca útil da PL, que permite também à AL tomar ponto fixo sobre o fêmur para abrir a asa ilíaca, expondo-a frontalmente.

A coxofemoral faz parte da **bacia**, **residência da cadeia anteromediana (AM)** representada pelos músculos do períneo, que tendem a aproximar os ísquios. *A PL, que os afasta, exerce uma forma de controle sobre essa AM.*

As cadeias posterolaterais são duplas, direita e esquerda, **porém dominam geralmente à esquerda**, particularmente na bacia. Lembremo-nos de que essa assimetria, ligada principalmente à disposição visceral, constitui, de alguma forma, um esquema fisiológico que às vezes pode se tornar excessivo.

PL é uma cadeia cujos músculos tomam ponto fixo no alto. *Isso só é possível porque AL chegou à parte de cima a partir de um ponto fixo na parte de baixo*. Tendo chegado ao crânio, ela dá ponto fixo à PL que vai descer até as extremidades. Nos pés e mãos, é PL que dá ponto fixo, embaixo, à cadeia ante-

Figura 2

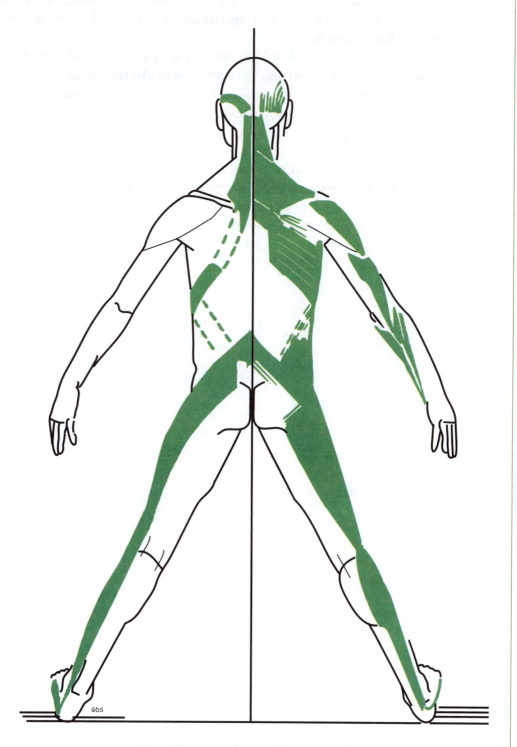

Encadeamento musculoaponeurótico
posterolateral PL

rolateral, no quinto artelho e no quinto dedo da mão, permitindo que AL recrute músculos de baixo para cima.

De alguma forma, AL e PL formam uma cadeia sem fim cujos músculos se dão ponto fixo mutuamente, fazendo sem cessar o revezamento da tensão.

Cada um dos músculos de PL deveria dispor de um ponto fixo no alto e *tracionar para cima*. É isso que chamamos **sentido mecânico**.

A tensão entre esses músculos, porém, *passa de um a outro, daquele situado em cima para o de baixo*, da cabeça até as mãos e os pés. É o que chamamos **sentido energético**.

Voltaremos a tratar, a seguir, da ação dos músculos sobre a estática e das marcas que eles inscrevem no corpo.

Distinguiremos três tipos de marcas: úteis, aceitáveis e prejudiciais.

Por fim falaremos das patologias ligadas ao excesso.

Segunda parte

Anatomofisiopatologia das cadeias posterolaterais

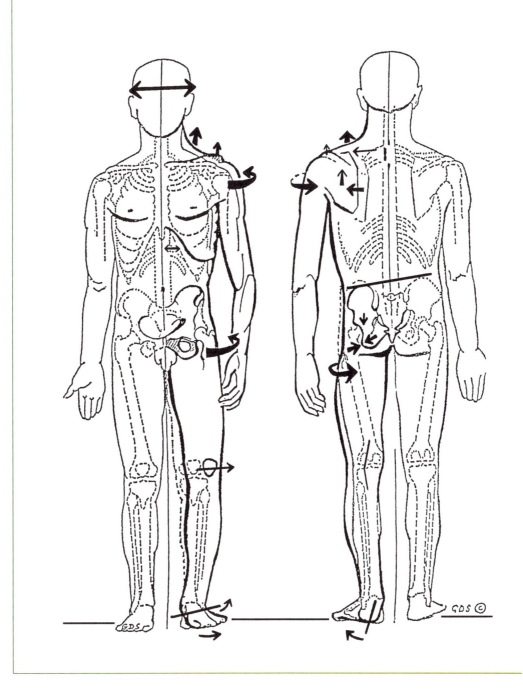

Ações musculares no nível da bacia onde se localizam tanto o feudo como o pivô primário das cadeias posterolaterais

Figura 3

A coxofemoral é o feudo da PL, da qual fazem parte as fibras superficiais do glúteo máximo, as fibras mais posteriores do glúteo médio e os músculos pelvitrocanterianos.

A figura 3-a ilustra a diferença entre as fibras superficiais do glúteo máximo, da cadeia posterolateral (PL), e suas fibras mais profundas, da cadeia posteromediana (PM).

As fibras superficiais de PL dispõem-se a partir da massa comum (parte caudal dos músculos eretores da raque) ao trato iliotibial e têm "vocação" muito mais dinâmica do que estática (na subida de degraus, na corrida e no salto).

As fibras mais profundas de PM, que se inserem sobre o sacro e o ilíaco e alcançam a linha áspera do fêmur, parecem ser mais comprometidas com a estática. Elas têm papel importante na estabilização da bacia na posição ereta.

A figura 3-b mostra os outros músculos representantes de PL na coxofemoral.

As fibras posteriores do glúteo médio são de PL, e as anteriores fazem parte de AL. Vimos, no volume *Cadeias anterolaterais*, que essas últimas, associadas às fibras mais anteriores do pequeno glúteo (igualmente de AL), têm papel importante na abertura da asa ilíaca. Para tanto, tomam ponto fixo no *fêmur, que está mantido em rotação externa proximal pelos pelvitrocanterianos de PL.*
Essas mesmas fibras PL do glúteo médio, ainda que participem também da abertura-exposição da asa ilíaca, agem principalmente na *abdução da coxofemoral a partir de um ponto superior.*

O piriforme é um músculo misto: faz parte da PL por sua ação na rotação externa do fêmur, mas também da AM por sua ação de contranutação do sacro – como outros músculos do períneo, igualmente de AM.

O obturador externo, o obturador interno e os gêmeos superior e inferior que o acompanham, assim como o quadrado femoral, completam a lista dos músculos de PL na região coxofemoral. Serão vistos detalhadamente adiante.

Figura 3

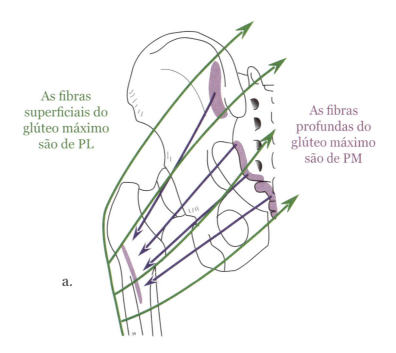

a.

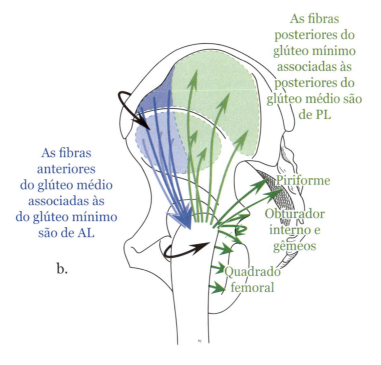

b.

PL em seu feudo,
na região da coxofemoral

Figura 4

 O pivô primário de PL situa-se na altura da coxofemoral. É nessa região que se materializa a pulsão psicocomportamental pela ativação dos músculos glúteo máximo e médio, bem como dos pelvitrocanterianos.

As fibras superficiais do glúteo máximo fixam a articulação do quadril em extensão.
O glúteo médio abduz o fêmur, que os pelvitrocanterianos giram para fora.

Essa figura mostra como a extensão da coxofemoral (figura 4-1) provoca um desequilíbrio do tronco, mais especificamente do tórax, para trás (figura 4-2). O corpo assume a forma de um arco que vai dos pés à cabeça.

Para conservar o equilíbrio, o indivíduo deve elevar e abduzir as escápulas e projetar o pescoço para a frente (figura 4-3), favorecendo uma cifose cujo ápice estará situado mais para cima, frequentemente em D6.

A inclusão ou solicitação dos músculos seguintes se dará pela ação do reflexo miotático de Sherrington, cada músculo recrutando o seguinte pela tração sobre sua aponeurose, até constituir uma verdadeira cadeia de tensão miofascial sobre o conjunto do corpo.

A localização posterior e, sobretudo, lateral do conjunto musculoaponeurótico, que nos interessa neste livro, está na origem da designação posterolateral. Tratando-se de uma cadeia em que o "recrutamento" muscular se faz de cima para baixo e cujos músculos trabalham a partir de um ponto fixo superior, iniciaremos sua enumeração pelo crânio, onde AL dá ponto fixo a PL.

Figura 4

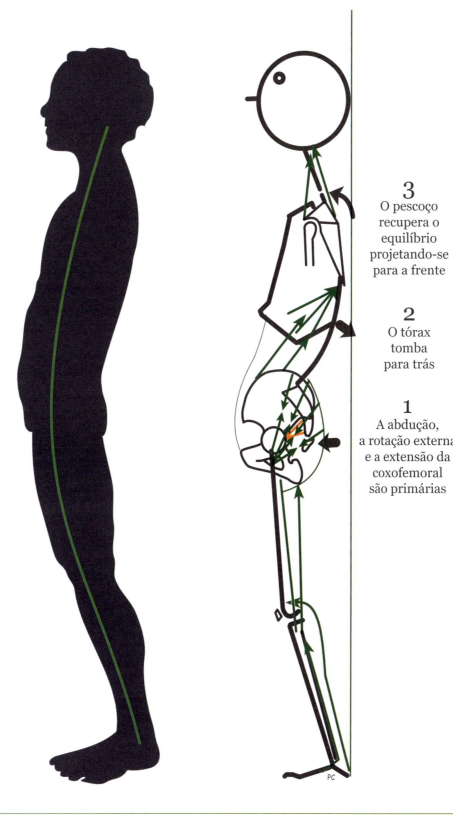

3 O pescoço recupera o equilíbrio projetando-se para a frente

2 O tórax tomba para trás

1 A abdução, a rotação externa e a extensão da coxofemoral são primárias

As cadeias posterolaterais no crânio e no pescoço

Figura 5

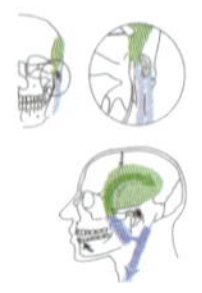

PL e AL fundem-se na altura da articulação temporomandibular (figura 5-a).

O músculo temporal de PL insere-se na fossa temporal que engloba a escama do osso temporal, parte do parietal e do frontal e a grande asa do esfenoide. Na parte de baixo, junta-se com a apófise coronoide da mandíbula.

O feixe superficial do masseter, de AL, toma ponto fixo em cima, sobre a borda inferior dos dois terços anteriores da arcada zigomática.

O feixe profundo, também de AL, insere-se sobre a borda inferior e sobre a face interna da arcada zigomática, porém mais atrás do feixe superficial. Observemos que esse músculo envia fibras sobre a apófise coronoide da mandíbula, onde confunde-se com a inserção terminal do músculo temporal. *AL e PL juntam-se, assim, na altura da articulação temporomandibular.*

Em sua dinâmica, PL e AL são agonistas-sinérgicos na mastigação (figura 5-b). Os músculos temporal e masseter cerram as mandíbulas e tomam ponto fixo em cima.

Figura 6

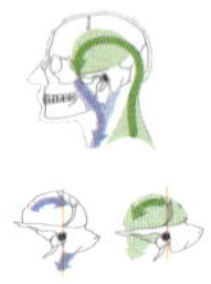

O primeiro músculo de PL toma ponto fixo sobre o último de AL. Para compreender essa afirmação, devemos retornar ao ponto de vista da estática, que, embora diferente, resulta frequentemente da dinâmica. Com efeito, durante a mastigação, a tração do músculo temporal sobre o osso temporal é forte (figura 6-b).

Se AL domina, a tração exercida pelo músculo esternocleidomastóideo sobre a mastoide impedirá o músculo temporal de arrastar consigo o osso temporal em flexão anterior e abertura frontal (figura 6-b).

No caso de dominação de PL ou carência de AL, *o osso temporal será progressivamente arrastado em antebáscula e abertura frontal*, como na figura 6-c.

O temporal, primeiro músculo de PL, toma ponto fixo embaixo, sobre o masseter, último músculo de AL. O músculo seguinte será o trapézio superior, que, por sua vez, solicitará outros músculos, de cima para baixo.

Teremos uma situação semelhante no caso da cadeia posteroanterior (PA), que também tem ponto fixo no alto.

Figura 5

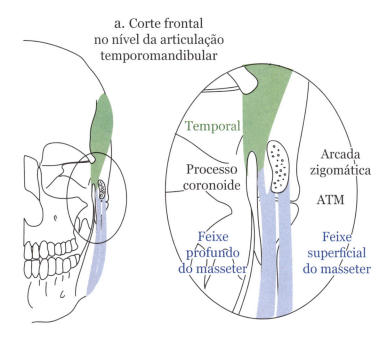

a. Corte frontal no nível da articulação temporomandibular

Temporal
Processo coronoide
Arcada zigomática
ATM
Feixe profundo do masseter
Feixe superficial do masseter

O temporal e o masseter fundem-se no nível da articulação temporomandibular

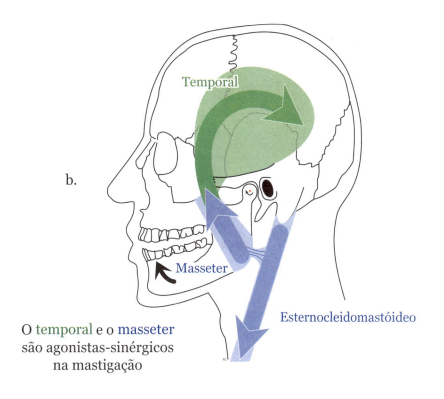

b.

Temporal
Masseter
Esternocleidomastóideo

O temporal e o masseter são agonistas-sinérgicos na mastigação

Cadeias posterolaterais 23

Figura 6

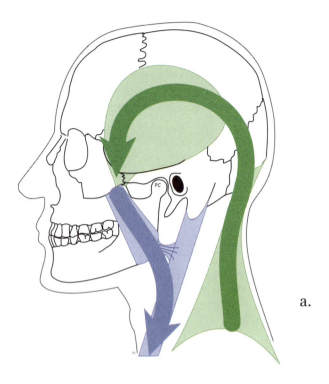

a.

O primeiro músculo de PL
toma ponto fixo sobre o último músculo de AL

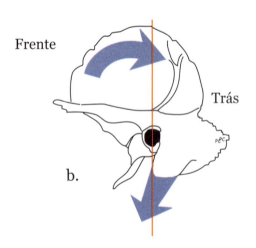

b.

Limitações exercidas
por AL sobre o osso
temporal

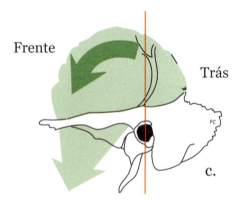

c.

Limitações exercidas
por PL sobre o osso
temporal

Figura 7

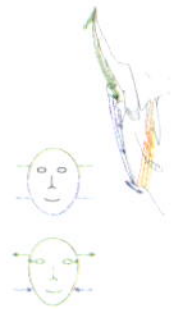

Esta figura ilustra a dominância de PL no nível do osso temporal e da articulação temporomandibular

Essa dominância com frequência aparece associada a uma carência de atividade de AL. A coerção imposta pelo músculo temporal ao osso temporal, não sendo contrabalançada pela atividade do músculo esternocleidomastóideo, faz que este bascule progressivamente para a frente e se abra frontalmente, como vemos na figura 6-c.

Essa antebáscula facilita o *recuo da mandíbula*, contrariando os músculos pterigóideos no plano sagital. *O pterigóideo interno de AM compensa no plano frontal apertando o ângulo inferior das mandíbulas* (figura 7-a). A diminuição relativa da largura entre os ângulos posteriores das mandíbulas é interpretada como sinal de um freio à manifestação de AL. *O masseter mostra-se então retraído*, enquanto no caso de uma AL dominante revelada por uma grande largura entre os ângulos posteriores das mandíbulas ele é hiperdesenvolvido como o de um hamster.

No caso de uma PL dominante, que nos interessa aqui, a forma do rosto passa de um oval, que revela equilíbrio entre PL e AL (figura 7-b), a um *triângulo com ponta inferior* (figura 7-c).

O aumento da largura bitemporal no crânio, comparado à existente entre os ângulos posteriores das mandíbulas, é considerado sinal de manifestação de uma PL dominante. *O afastamento dos olhos* (das órbitas, especificamente) é igualmente significativo dessa dominância de PL.

Figura 8

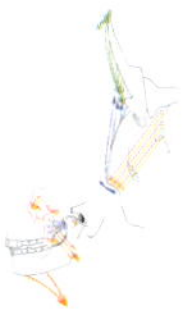

As escaladas de tensão entre PL e AL são frequentes no nível do osso temporal e da articulação temporomandibular

A escalada de tensão complica em demasia a "partilha de território" (figura 8-a).

PL ocupa o temporal, o qual ela abre frontalmente e faz bascular para a frente no plano frontal e sagital. Lembremo-nos que essa báscula anterior favorece o recuo da mandíbula.

No plano frontal, o masseter de AL ocupa a mandíbula, da qual separa os ângulos posteriores.

O pterigóideo interno de AM e o externo de AL, contrariados pelo recuo da mandíbula, de um lado, e pelo afastamento de seus ângulos posteriores, de outro, *recuperam-se no plano sagital submetendo o esfenoide a uma coerção em flexão* (figura 8-b).

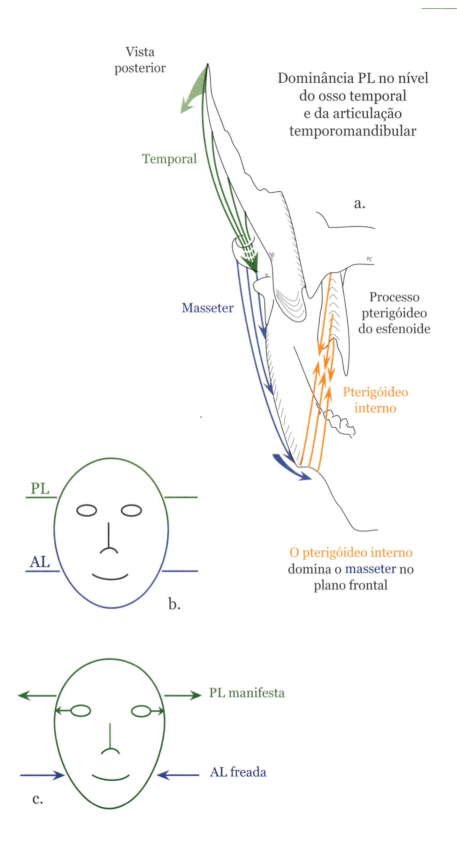

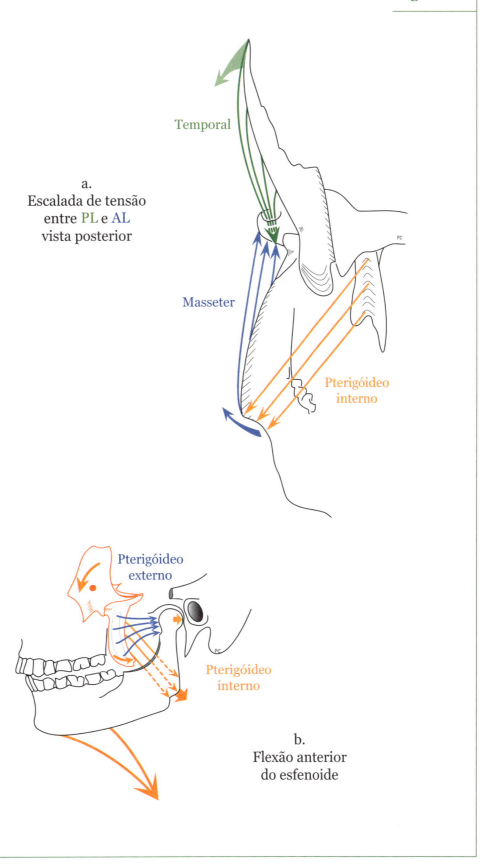

Figura 9

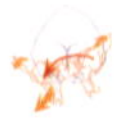

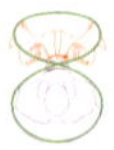

A figura 9-a mostra a sínfise esfenobasilar, isto é, a junção entre o esfenoide na frente e o occipital atrás.

No adulto, não se trata de uma articulação real nem mesmo de uma sutura; ainda que esses dois ossos se ossifiquem separadamente, na idade adulta estão soldados um ao outro. Trata-se, pois, de uma *sínfise*. Ao falar de lesões dessa sínfise, estamos falando na verdade de *coerções ósseas*, mais do que de reais deslocamentos dos dois ossos, um em relação ao outro. A lemniscata que sobrepus ao desenho da vista inferior do occipital e do esfenoide mostra as torções a que essa sínfise esfenobasilar está frequentemente sujeita.

Ao contrário do que se passa na bacia, onde reencontramos quase sem mudança o mesmo esquema assimétrico, no nível do crânio ele é muito mais variável. *São frequentes, por exemplo, os casos em que a PL é mais acentuada à direita*. O mesmo acontece nas escaladas de tensão entre AL e PL, que exemplifico nas figuras 9 e 10.

A figura 9-b mostra uma flexão anterior do esfenoide, à direita, sob a ação do pterigóideo interno. Essa flexão anterior direita inflige uma *coerção em torção* à sínfise esfenobasilar.

Figura 10

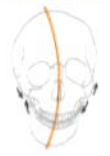

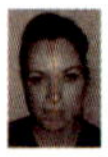

A figura 10 põe em evidência os índices craniofaciais, levando a suspeitar de uma competição entre PL e AL unilateral direita.

A hemiface direita é côncava à esquerda. Os olhos não estão na mesma altura; aquele que está do lado da flexão do esfenoide é mais baixo que o outro e parece frequentemente "menor". Isso constitui um terreno de predisposição para *disfunções nas articulações temporomandibulares*.

A ATM do lado côncavo está em compressão, frequentemente bloqueada, e é local de fenômenos artrósicos.

A ATM do lado convexo está subluxada, o que explica os rangidos e o eventual ressalto nos movimentos de abertura da mandíbula.

Esse esquema, ainda que mais variável em sua assimetria, não deixa de lembrar o da bacia, no qual encontramos um terreno de predisposição potencial à coxartrose protusiva, à direita, e expulsiva, à esquerda. Porém, não esqueçamos que os exemplos de competição podem ocorrer também do lado esquerdo.

Figura 9

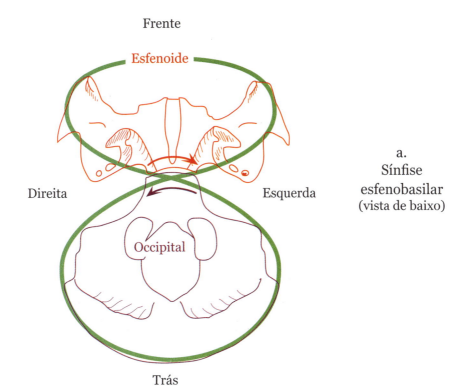

a.
Sínfise esfenobasilar
(vista de baixo)

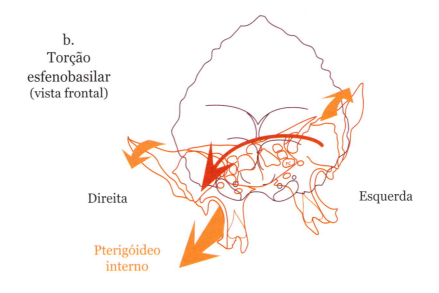

b.
Torção esfenobasilar
(vista frontal)

Cadeias posterolaterais

Figura 10

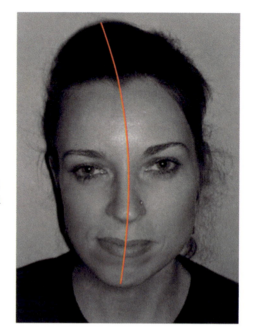

Concavidade da hemiface direita

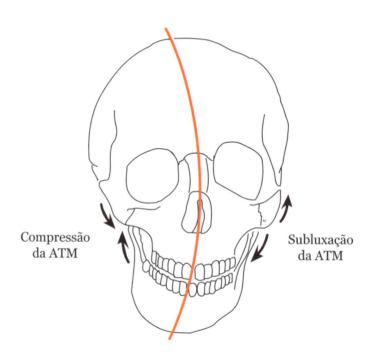

Compressão da ATM

Subluxação da ATM

Índices craniofaciais que sugerem uma competição entre PL e AL unilateral direita

As cadeias posterolaterais no pescoço e no membro superior

Continuemos nosso percurso ao longo da cadeia posterolateral no pescoço e, em seguida, no membro superior, lembrando que *a tensão passa de músculo a músculo, de cima para baixo*, daquele localizado mais acima para o que está mais abaixo. Esse sentido da circulação da tensão muscular é o inverso do *sentido da tração* dos músculos dessa PL, que se dá *de baixo para cima a partir de um ponto fixo superior*, pelo menos num esquema fisiológico.

Figura 11

O feixe superior do trapézio dá continuidade à cadeia (fazendo o revezamento) do pescoço até o ombro. Seu feixe médio também faz parte da PL.

O trapézio é o mais superficial dos músculos da parte posterior do pescoço. **Seu feixe superior** se insere sobre o terço medial da *linha curva occipital superior (ou nucal) e a protuberância occipital lateral, assim como sobre o ligamento nucal*, que se estende da protuberância occipital à espinhosa da sexta vértebra cervical. Junta-se, para baixo e para fora, ao *terço lateral da borda posterior da clavícula e do acrômio*.

Ele "suspende" o ombro à coluna cervical e ao ócciput e *imprime à omoplata um movimento de balanço lateral ("sino"). Orienta a cavidade glenoide para cima, contribuindo para a coaptação da articulação glenoumeral* (figura 11-b).

Ele freia o abaixamento do ombro realizado pelos feixes verticais do grande dorsal, de AL, que tracionam o úmero para baixo; por essa razão, pode ser *vítima de um excesso de tensão nessa AL*. Nesse caso, é frequente encontrar-se um músculo elevador da escápula, da cadeia anteroposterior (AP), tensionado e sensível.

Além desse caso particular, o trapézio superior com frequência se apresenta tenso sem estar necessariamente retraído, em especial entre indivíduos que funcionam de modo extrovertido e cuja expressão corporal já acarreta uma sobrecarga de trabalho desse músculo. A palpação do corpo muscular localizado na raiz do pescoço é, nesses casos, bem dolorosa.

As fibras do **feixe médio** se aproximam da horizontal. *Elas vão das apófises espinhosas das vértebras de C7 a D4 à borda medial do acrômio e sobre a borda posterior da espinha da omoplata. Controlam a distância entre as omoplatas e são, por isso, antagonistas do grande denteado*, do qual falaremos adiante.

Os feixes inferiores do trapézio são de PM. Eles se dispõem das apófises espinhosas de D5 a D11 ou D12, dependendo dos autores, até a borda posterior da espinha da escápula (ou tubérculo do trapézio), onde terminam por uma lâmina aponeurótica.

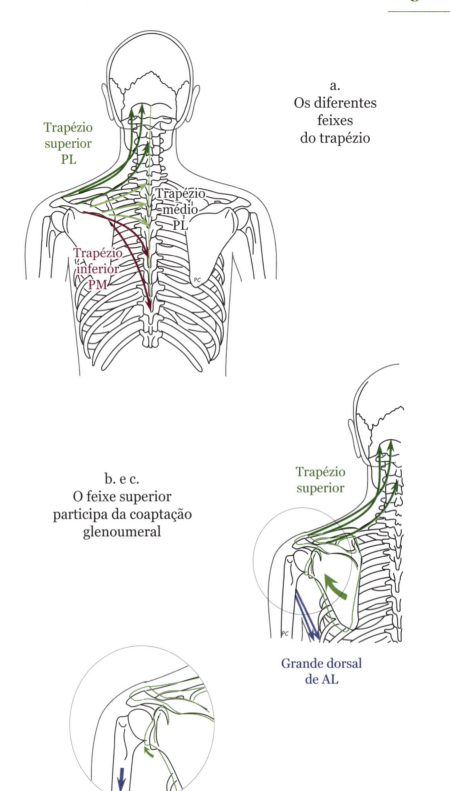

Figura 11

a. Os diferentes feixes do trapézio

Trapézio superior PL
Trapézio médio PL
Trapézio inferior PM

b. e c. O feixe superior participa da coaptação glenoumeral

Trapézio superior

Grande dorsal de AL

Vista detalhada

Figura 12

 Por suas inserções sobre o terço externo da borda posterior da clavícula, o trapézio superior participa da torção desse osso.

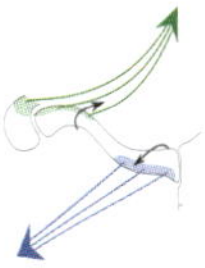

Eis um belo exemplo de complementaridade entre cadeias, ao menos no que se refere a suas marcas úteis: **o feixe superior de trapézio (PL)** *mantém o terço externo da clavícula em rotação externa* enquanto o **feixe clavicular do grande peitoral (AL)** *mantém o terço interno em rotação interna*.

O excesso de atividade na cadeia PL marca-se nesse nível por uma *rotação externa global da clavícula*, que, nesse caso, pode subluxar e formar uma saliência na altura da articulação acromioclavicular.

Figura 13

 A figura 13-a ilustra uma situação de equilíbrio entre AL e PL no nível da articulação escapuloumeral.

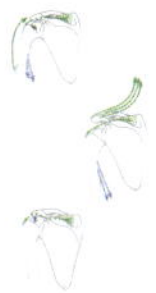

As fibras médias do deltoide de PL estendem-se do acrômio ao terço médio do úmero, no nível do V do deltoide (tuberosidade do deltoide). *Elas são abdutoras do úmero e o mantêm "suspenso" à escápula.*

O supraespinhoso de PL estende-se a partir dos *dois terços medianos da fossa supraespinhosa até a borda superior do troquiter* do úmero. É coaptador da articulação escapuloumeral e *controla tanto a ascensão do úmero como sua descida.*

Ele é complementar do deltoide médio ao opor-se à ascensão da cabeça umeral sob a abóbada do acrômio no início da abdução do úmero. Também é sinergista do grande dorsal de AL cuja marca útil é justamente manter o úmero "apoiado" sobre a pelve.

A figura 13-b ilustra o caso muito frequente de uma dissociação escapuloumeral.
As fibras ilíacas do grande dorsal de AL *abaixam exageradamente o úmero* enquanto **o trapézio superior de PL** *faz subir a escápula.*
O supraespinhoso tracionado, e distendido, começa a doer. Isso pode resultar em tendinite ou, até mesmo, em calcificação ou ruptura.

A figura 13-c ilustra uma ascensão excessiva do úmero, que pode ter diversas origens. Como exemplo, podemos citar o caso de uma AL excessiva trabalhando em corda de arco (aproximando suas duas extremidades): **as fibras claviculares do grande peitoral de AL**, quando trabalham em corda de arco, *elevam exageradamente o úmero*. **As fibras anteriores do deltoide** também podem agir do mesmo modo.

Isso acarreta uma *compressão subacromial*, e o tendão do supraespinhoso será uma vez mais a vítima.

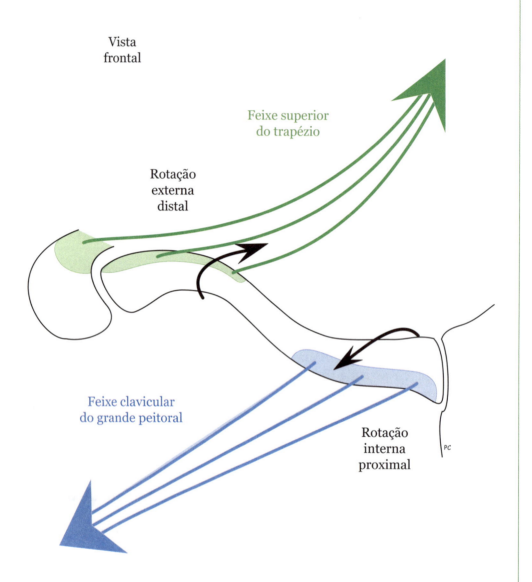

A torção da clavícula
(do latim: *clavicula* = "pequena chave")

Figura 13

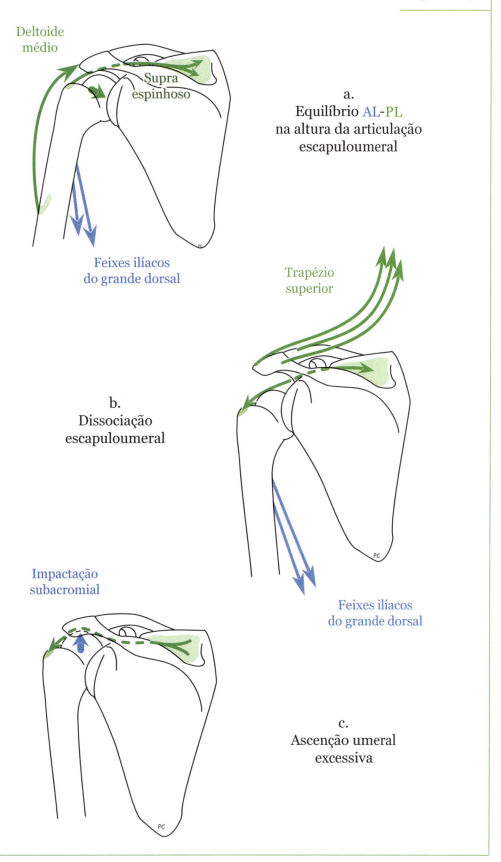

a. Equilíbrio AL-PL na altura da articulação escapuloumeral

b. Dissociação escapuloumeral

c. Ascenção umeral excessiva

Cadeias posterolaterais

Figura 14

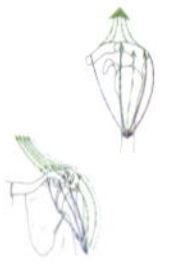

A figura 14-a mostra a passagem da tensão do trapézio superior ao deltoide médio, cujas fibras se dispõem na continuação.

Os feixes anteriores do deltoide de AL, assim como **os feixes posteriores de PM**, são principalmente adutores do úmero, com um leve componente de rotação interna nos feixes anteriores e de rotação externa nos feixes posteriores.

Os feixes médios são mais declaradamente *abdutores do úmero*. Nós os associamos à **PL**, como os supraespinhosos (os quais recobrem) e as fibras do trapézio superior (as quais prolongam até o braço).

A figura 14-b retoma certas noções desenvolvidas no volume *Cadeias anterolaterais*. Cada feixe do deltoide pertence a determinada cadeia, e seus pontos fixos são diferentes no que se refere à sua ação sobre a estática.

As fibras mais anteriores de AL são levadas para baixo pelo grande dorsal, que traciona o úmero na direção da pelve, o que lhes possibilita coaptar *a articulação acromioclavicular* (figura 14-b).

O feixe médio de PL é levado para cima pelas fibras do trapézio superior, suspendendo o úmero e *dando alívio ao ligamento coracoumeral*.

O feixe posterior, em associação com o trapézio inferior, também de PM, facilita a *torção da espinha da omoplata* aplicando uma coerção em rotação externa à sua raiz, ao mesmo tempo que sua outra extremidade – o acrômio – é mantida em rotação interna (figura 14-a).

Figura 15

A figura 15-a ilustra a dominância da cadeia posterolateral na região da cintura escapular.

O trapézio superior *eleva o ombro* porém não ultrapassa certo limite, pois **o denteado anterior**, que faz parte da mesma cadeia, *afasta e abaixa ao mesmo tempo a escápula*. Os indivíduos PL costumam ter os ombros quadrados. *A escápula bascula para fora e a cavidade glenoide orienta-se para cima, favorecendo a abdução do úmero*.

A figura 15-b ilustra uma dominância de AL sobre a PL.

Os feixes anteriores do deltoide de AL, que trabalham em corda de arco, *ascensionam e aduzem o úmero*. **Os feixes médios de PL** se retraem e perdem volume rapidamente.

O supraespinhoso naturalmente é vítima da impactação do úmero sob o acrômio, como descrito na figura 13-c.

Figura 14

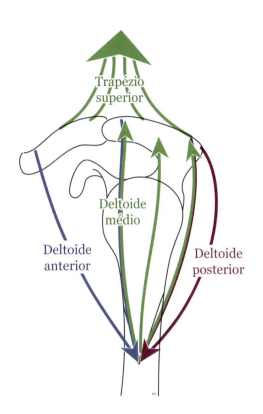

a.
Os diferentes feixes do deltoide

Vista lateral

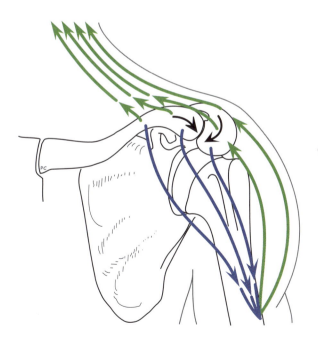

b.
Tensões recíprocas entre o feixe anterior e o feixe médio do deltoide

Vista frontal

Cadeias posterolaterais 37

Figura 15

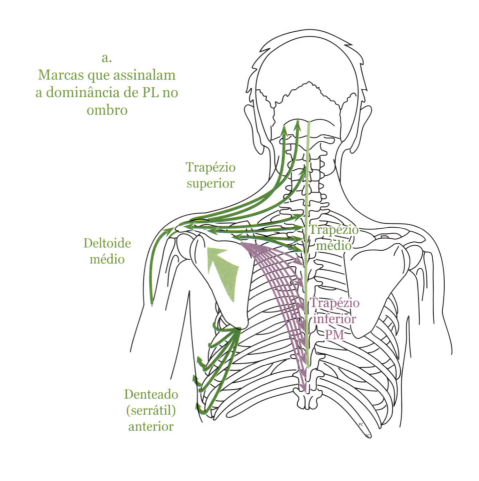

a.
Marcas que assinalam a dominância de PL no ombro

- Trapézio superior
- Deltoide médio
- Trapézio médio
- Trapézio inferior PM
- Denteado (serrátil) anterior

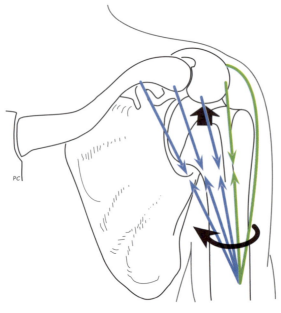

b.
Marcas que assinalam uma dominância de AL

Vista frontal, ombro esquerdo

38 Philippe Campignion

Figura 16

 Essa figura mostra a diferença entre as marcas PL e as marcas AL na região escapular.

Com frequência, responsabilizamos o trapézio superior por uma elevação exagerada do ombro, quando, de fato, trata-se mais comumente de um excesso de atividade dos músculos de AL, particularmente dos feixes claviculares do grande peitoral e dos feixes anteriores do deltoide.

Em AL, os ombros são estreitos e as escápulas, descoladas; em PL, os ombros são largos com escápulas coladas. Observemos, na foto que se refere a PL, que a escápula esquerda está mais alta que a direita, por causa da dominância de PL desse lado.

A posição da clavícula permite refinar o diagnóstico diferencial:

- no caso de uma PL excessiva, ela é bem horizontal e em rotação externa;
- no caso de uma AL excessiva, ela tende a se "verticalizar" e é bem saliente, por causa de sua rotação interna.

Figura 17

 O vasto lateral do tríceps braquial dá prolongamento à cadeia PL no braço.

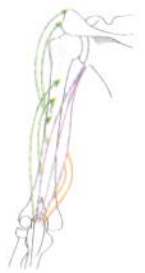

Ele insere-se sobre *a face posterior do úmero e sobre a divisória intermuscular externa*, juntando-se embaixo com *o olécrano, em sua borda lateral*. Inscreve-se na linha de força do deltoide médio.

Os três feixes do tríceps, embora pertençam a cadeias diferentes, são extensores do cotovelo. Do ponto de vista da estática, é evidente que eles participam da suspensão da ulna do úmero. Kapandji acrescenta que sua eficácia é máxima quando o cotovelo está desaferrolhado.

Certos autores mencionam o caso de uma fusão do vasto lateral com os feixes de origem do ulnar posterior, também de PL (MacAlister).

Figura 18

 O ancôneo está situado na face posterior do cotovelo.

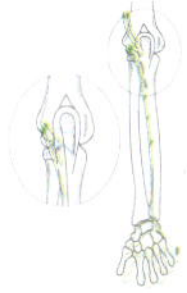

Ele insere-se na *parte posterior interna do epicôndilo* sob o vasto lateral do tríceps e acima do músculo extensor ulnar do carpo (ou cubital posterior), que lhe dá sequência na cadeia. Junta-se, obliquamente, embaixo e para dentro, com a *face lateral do olécrano*. Age, de fato, na *coaptação da articulação umeroulnar*. O ancôneo leva a ulna para fora, o que favorece sua coaptação com a vertente lateral da tróclea.

Figura 16

Ombros em AL:
escápulas descoladas e
próximas

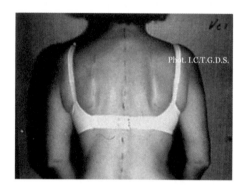

Ombros em PL
(sobretudo à esquerda):
escápulas coladas
e afastadas

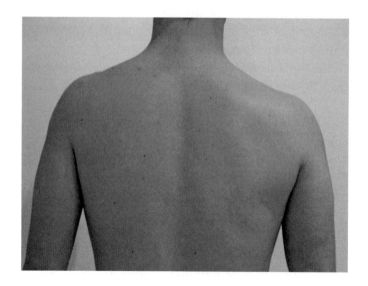

Figura 17

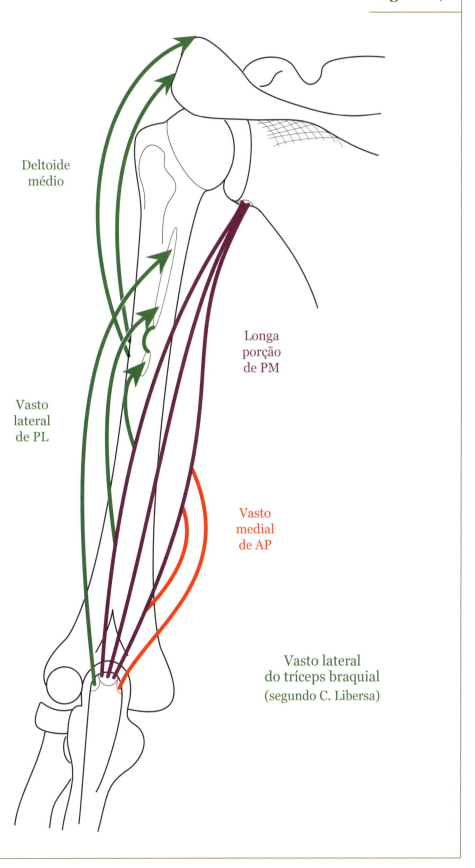

Deltoide médio

Longa porção de PM

Vasto lateral de PL

Vasto medial de AP

Vasto lateral do tríceps braquial
(segundo C. Libersa)

Cadeias posterolaterais 41

A figura 18 mostra também o extensor ulnar do carpo (ou cubital posterior). Ele nasce na face posterior do *epicôndilo* por um tendão comum aos epicondilianos, assim como na *face posterolateral da ulna*, sob o ancôneo. Em certos casos, recebe fibras do tríceps (MacAlister).

Junta-se embaixo à cabeça da ulna, atrás da qual desliza em uma goteira para fixar-se sobre o *lado medial da face dorsal da extremidade superior do quinto metacarpiano. É extensor do punho e leva a mão em inclinação ulnar.*

As fibras mais superiores desse músculo, que se estendem da epitróclea à borda externa do olécrano, completam a ação do ancôneo ao favorecer a *coaptação da ulna sobre a vertente lateral da tróclea.* Em contrapartida, no excesso a PL pode *limitar a flexão do cotovelo.*

Figura 19

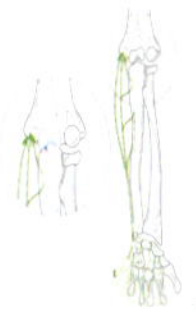

A figura 19 mostra o flexor ulnar do carpo (ou cubital anterior).

Ele insere-se, em cima, na *face anterior da epitróclea, assim como na borda medial do olécrano e dos dois terços superiores da borda posterior da ulna no interior da crista ulnar.*

Embaixo, junta-se à face anterior do punho onde se fixa sobre o *pisiforme,* do qual envia uma expansão sobre o *osso hamato* e outra para a *parte lateral da face anterior da base do quinto metacarpiano.*

Ele é *flexor da mão* sobre o antebraço e, portanto, antagonista do extensor ulnar do carpo, visto na figura 18. Esses dois músculos, não obstante, são *sinergistas na inclinação ulnar.*

As fibras mais superiores desse músculo, que se estendem do epicôndilo à borda posteromedial do olécrano, favorecem a *coaptação da ulna sobre a vertente medial da tróclea.*

Figura 20

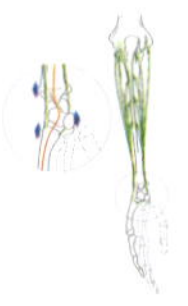

Essa figura ilustra uma deformação frequente do terreno PL que chamamos de "punho em baioneta".

O excesso de tonicidade, chegando inclusive à retração dos músculos extensor e flexor ulnares do carpo, está na origem dessa deformação. Seu antagonismo no plano da flexão-extensão obriga esses músculos a uma partilha de território: *o extensor ulnar do carpo atrai a base do quinto metacarpiano para trás, enquanto o flexor ulnar do carpo atrai a primeira linha dos ossos do carpo para a frente.*

A palpação do pisiforme e do osso hamato é, nesse caso, *dolorosa.*

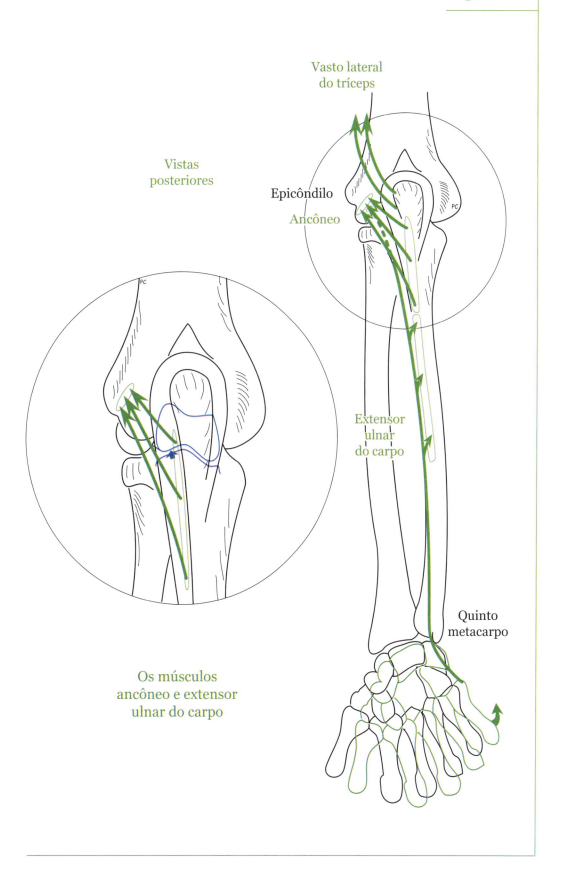

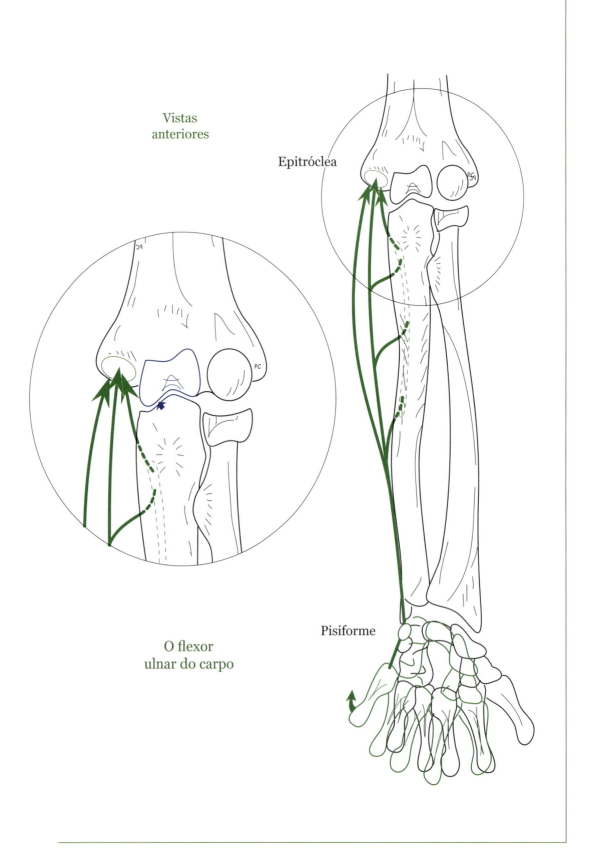

Figura 20

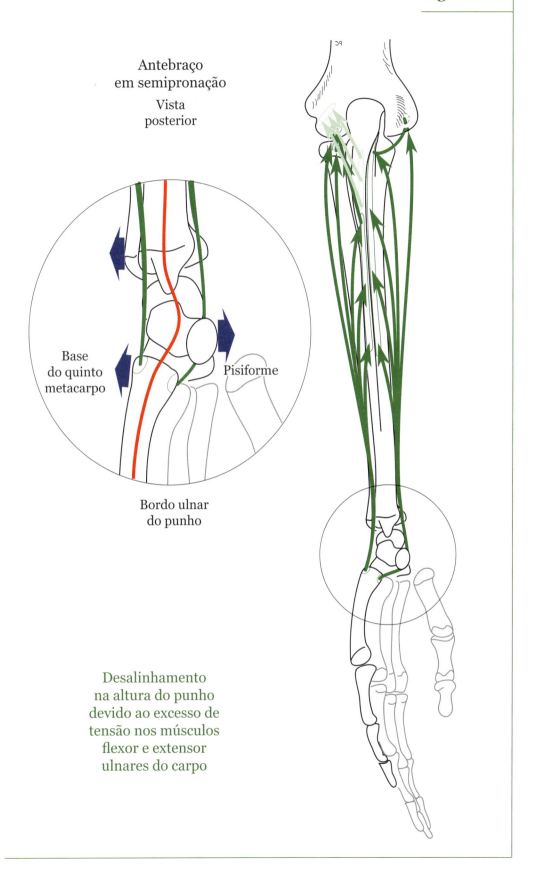

Antebraço em semipronação
Vista posterior

Base do quinto metacarpo

Pisiforme

Bordo ulnar do punho

Desalinhamento na altura do punho devido ao excesso de tensão nos músculos flexor e extensor ulnares do carpo

Cadeias posterolaterais 45

Figura 21

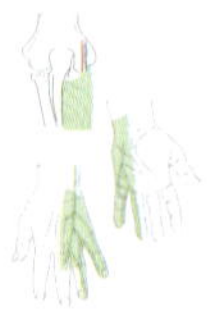

O corpo muscular do flexor ulnar do carpo toma a forma de uma goteira que recobre os músculos flexor superficial dos dedos, flexor profundo e pronador redondo, de PM. *Nessa goteira passam o nervo e a artéria ulnares, que, por isso, podem ser comprimidos pela tensão excessiva desse músculo* (figura 21-a).

Podem decorrer daí parestesias no território do nervo ulnar (figura 21-b), que se situam, então, na borda ulnar da mão e nos quartos e quintos dedos.

Figura 22

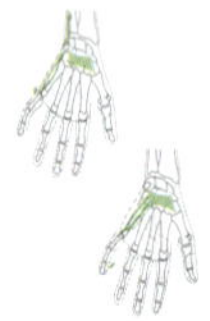

Os músculos da eminência hipotenar prolongam a cadeia posterolateral na borda ulnar da mão e dão sequência ao flexor ulnar do carpo.

O abdutor do quinto dedo vai *do pisiforme até a base da primeira falange do dedo mínimo. Ele afasta o quinto dedo* – o que é, aliás, uma das características da mão dos indivíduos que funcionam em PL.

O curto flexor do quinto dedo *insere-se sobre o úncus do osso hamato*, arcada fibrosa que liga esse osso ao pisiforme e envia fibras ao ligamento anular anterior do carpo. Ele junta-se à *base da primeira falange do quinto dedo*, além de *flectir a primeira falange sobre o metacarpo*, outra marca característica de PL na mão.

O opositor do quinto dedo tem as mesmas inserções superiores que o precedente, porém se une à *face medial do quinto metacarpo. Ele aproxima o quinto metacarpo do eixo da mão*, o que não combina bem com PL, que tende a abduzir. A combinação de todas essas ações musculares faz que o quinto dedo seja ao mesmo tempo *abduzido e recurvado para dentro*, como mostra a foto da figura 22.

Figura 23

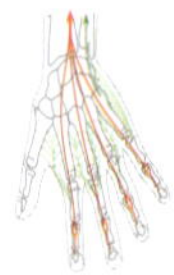

Os interósseos dorsais são os últimos músculos da cadeia posterolateral no membro superior. Eles ocupam a parte dorsal dos espaços intermetacarpianos e "fecham a fivela" com os interósseos palmares de AL, que ocupam a face palmar.

Eles estão presentes nos quatro espaços, onde se inserem sobre as faces laterais dos dois metacarpianos adjacentes para reunir-se ao tendão extensor, como ocorre com os lumbricais, assim como à parte lateral das primeiras falanges do raio medial.

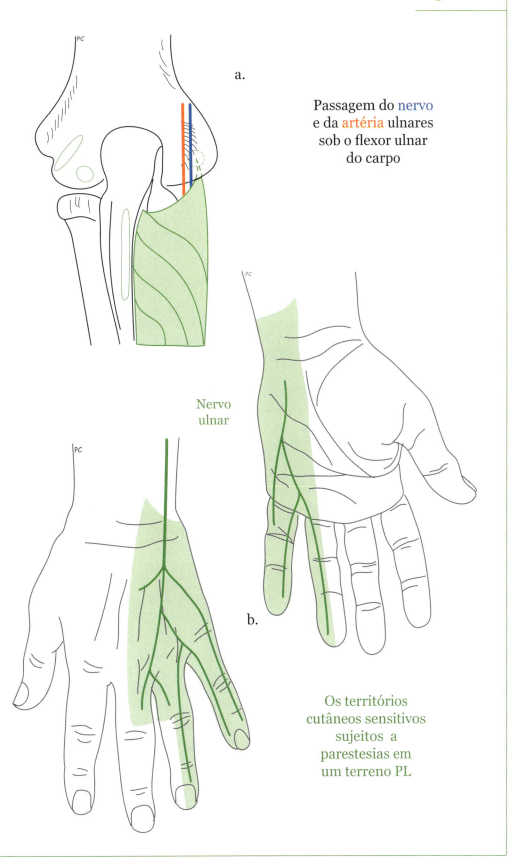

Figura 21

a. Passagem do nervo e da artéria ulnares sob o flexor ulnar do carpo

Nervo ulnar

b. Os territórios cutâneos sensitivos sujeitos a parestesias em um terreno PL

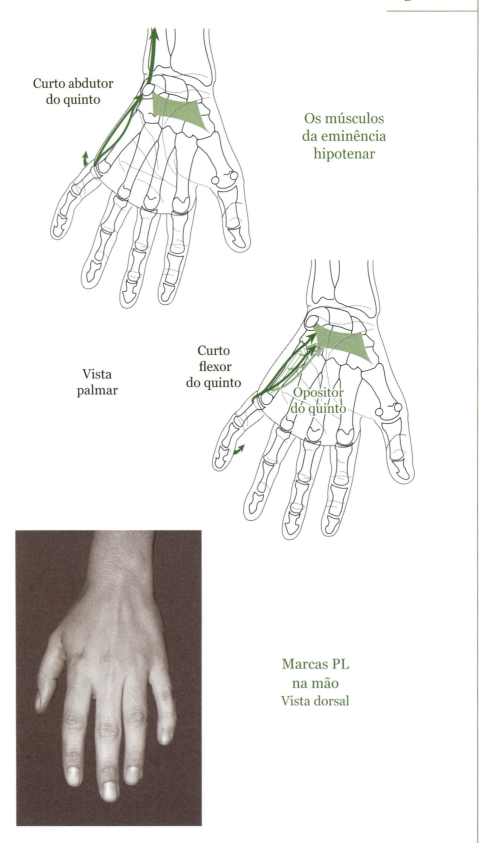

Contrariamente aos interósseos palmares de AL, os dorsais *afastam os dedos, particularmente o segundo e o quarto, porém com um componente de flexão das primeiras falanges, associada a uma extensão das outras, como acontece com os lumbricais.*

Figura 24

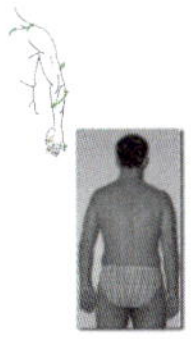

Essa figura mostra a posição global do membro superior num indivíduo que funciona em PL.

A *clavícula*, considerada globalmente, está em *rotação externa* e por vezes *subluxada no nível da articulação acromioclavicular*.

O braço está em abdução. Os indivíduos PL, aliás, têm dificuldade em manter os braços ao longo do corpo, bem como em manter os membros inferiores juntos.

O antebraço está frequentemente em pronação por ação de uma AL que se recupera nessa altura, ou então de uma PM, da qual fazem parte os músculos pronadores.

A mão está em inclinação ulnar, o dedo mínimo afastado e ligeiramente flectido.

Essa atitude geral lembra a do *cowboy* prestes a sacar os revólveres.

Figura 23

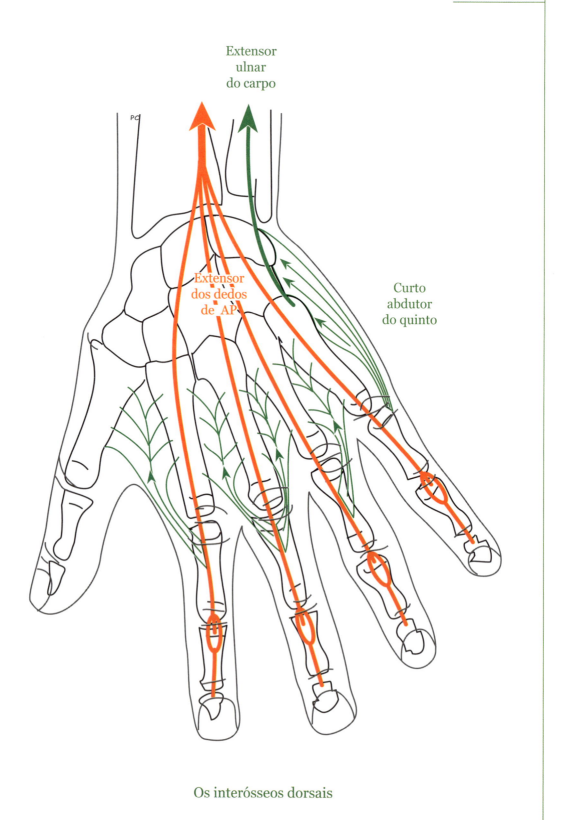

Os interósseos dorsais

Figura 24

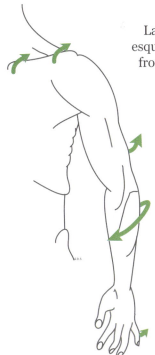

Lado esquerdo frontal

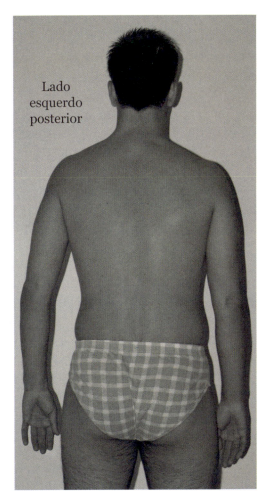

Lado esquerdo posterior

Atitude geral do membro superior esquerdo em um indivíduo que funciona em PL

As cadeias posterolaterais no tronco

As cadeias do eixo relacional são mais ativas na altura das cinturas escapular e pélvica e nos membros. Estão também presentes no tronco e possibilitam suas rotações, em cooperação com as cadeias anterolaterais, com as quais se cruzam no tronco.

Vimos na figura 4 (página 21) como o trapézio e, em seguida, os músculos de PL no membro superior ativam-se para conservar o equilíbrio perturbado pela extensão da coxofemoral. Vamos agora acompanhar o caminho da tensão no tronco, particularmente no tórax.

Figura 25

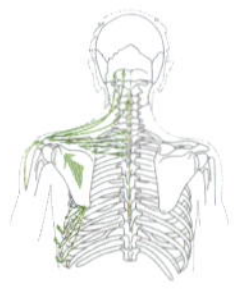

A figura 25 ilustra o encadeamento – por revezamento – das ações musculares da PL no nível da cintura escapular, a partir do trapézio superior. Este passa o bastão ao trapézio médio e, depois, ao músculo denteado anterior (serrátil).

O trapézio superior *eleva a escápula, o que é possível somente aproximando-a do eixo raquidiano.*

O trapézio médio insere-se na *borda posterior do acrômio e no lábio superior da borda superior da espinha da escápula*, por cima do deltoide posterior de PM. Junta-se às *espinhosas da sétima cervical e das primeiras dorsais*.
Graças à direção horizontal de suas fibras, *ele controla o distanciamento entres as escápulas.*

O denteado anterior (serrátil) *vai da borda espinhal da omoplata às nove ou dez primeiras costelas.*
Com ponto fixo costal, ele *cola a escápula sobre a parte posterior da caixa torácica e a afasta do eixo raquidiano. É, pois, antagonista dos feixes superior e médio do trapézio.* A escalada de tensão entre esses dois músculos é muito frequente. Resistindo ao afastamento da escápula, o trapézio médio termina por transladar as vértebras às quais está ligado. A PL, dominante com mais frequência à esquerda, explica a frequência das *translações à esquerda de C7, de D1 ou mesmo das duas.*

Figura 26

A figura 26-a mostra a assimetria mais frequente no nível da cintura escapular. Essa assimetria decorre da dominância de AL à direita – como vimos no volume *Cadeias anterolaterais* – e de PL à esquerda, como podemos ver.

Figura 25

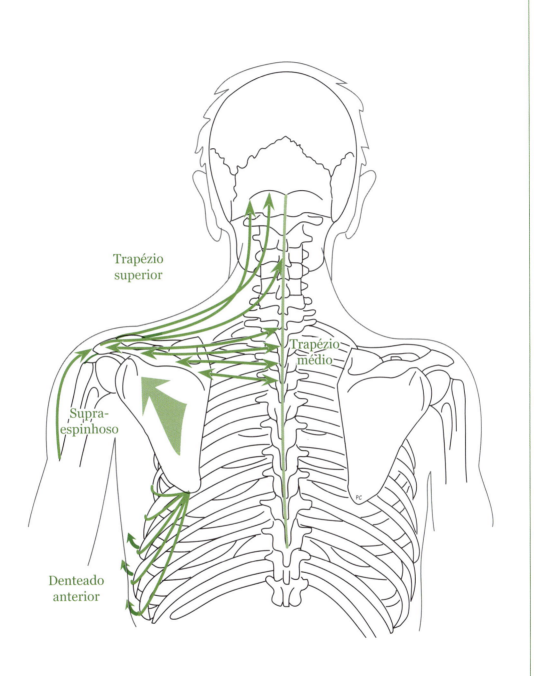

PL no nível
da cintura escapular
e do tórax

A PL, que domina à esquerda, *cola a escápula e afasta-a do eixo raquidiano*. Essa marca suscita uma *reação por parte dos músculos trapézio médio de PL e romboide de AP*, que, ao tentarem se opor ao afastamento da escápula, podem deslocar as vértebras a cujas espinhosas estão fixados em *translação-rotação*.

A AL, que domina à direita, *acarreta a rotação interna do úmero e da escápula. Em consequência, descola o bordo espinhal da escápula, a qual, de maneira diferente da descrita anteriormente, também se afasta do eixo raquidiano. O trapézio médio e o romboide serão, pois, igualmente solicitados à direita.*

A obrigação de "partilhar o território" que decorre do jogo de trações que acabamos de descrever tem como resultado frequente um desalinhamento alternado das espinhosas das vértebras de C7 a D4, como vemos na figura 26-b.

Com o indivíduo em posição de flexão anterior do tronco, basta deslizar dois dedos, um de cada lado da linha das espinhosas, da "articulação" cervicodorsal até a região dorsal média, para evidenciar essa marca que encontramos com muita frequência.

Figura 27

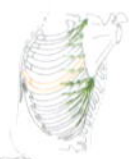

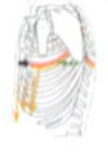

A figura 27 mostra as três porções do músculo denteado anterior (serrátil), cujas ações vamos descrever.

A porção superior do serrátil anterior *suspende a primeira e segunda costelas ao ângulo superior medial da escápula por dois feixes oblíquos, em cima e atrás.* Essa porção do músculo *favorece a elevação das duas primeiras costelas.*

A porção média do serrátil anterior liga a borda espinhal da escápula à segunda, terceira e quarta costelas por três feixes com direção relativamente horizontal, ao menos na posição fisiológica da escápula com relação ao tórax, ou seja, com seu ângulo inferior na altura de D8.

Essa porção nos parece mais apta a *controlar a posição da escápula, limitando o descolamento de sua borda espinhal e favorecendo o afastamento*. A direção praticamente horizontal de suas fibras impede que essa porção média participe tão diretamente da inspiração como acontece com o feixe superior.

O mesmo vale para a *primeira digitação do feixe inferior destinado ao quinto arco costal*, cuja direção de fibras é a mais próxima da horizontal (figura 27-b). Esse quinto arco costal é um ponto estratégico da caixa torácica, pois é nesse nível que o tórax inflecte quando levamos a coluna dorsal em cifose. Ele se mostra frequentemente em retração com relação ao outros arcos costais; é o que comumente chamamos *depressão submamária*. Notemos que esta se encontra na mesma horizontal que a oitava vértebra dorsal, que corresponde ao *ponto mais*

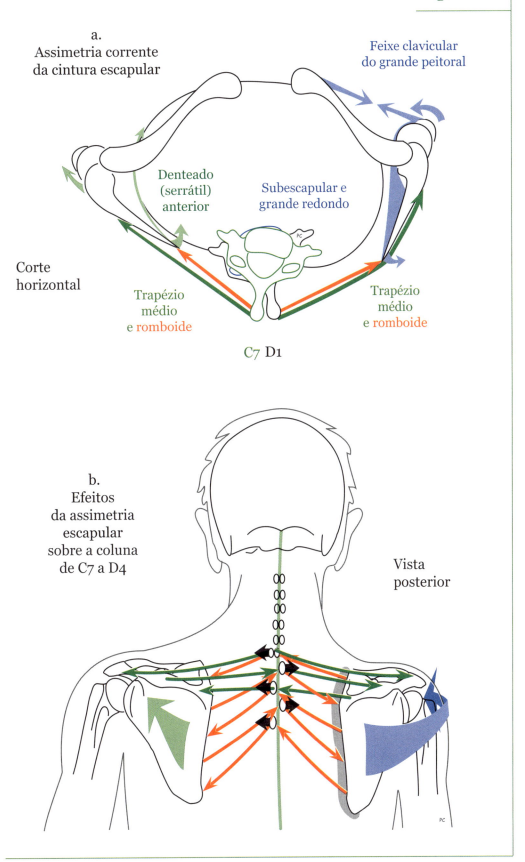

Cadeias posterolaterais 55

saliente da cifose dorsal fisiológica. Consideramos essa a marca mais útil das cadeias anteromedianas, devido à ação dos retos abdominais, cujo papel na estática é manter o externo vertical – e, por consequência, D8 – como ápice da cifose. É interessante constatar como D8 e o externo estão intimamente ligados em seus posicionamentos respectivos.

A PL parece, pois, associar-se à AM na região do tórax, embora seu antagonismo (sobre o qual voltaremos a falar) seja evidente.

A porção inferior do serrátil anterior *suspende a quinta, sexta, sétima, oitava, nona e décima costelas à face anterior do ângulo inferior da escápula.* Suas inserções costais se entrecruzam com as do oblíquo externo, também de PL. Na posição fisiológica da escápula, como definida anteriormente, com exceção dos primeiros feixes – particularmente daquele feixe que se destina ao quinto arco costal, que tem direção transversal –, todos os outros arcos são cada vez mais oblíquos para cima e para trás.

Eles favorecem o *aumento do diâmetro transversal da parte inferior do tórax*, particularmente na respiração forçada.

Figura 28

 A figura 28-a ilustra as marcas prejudiciais que o músculo denteado (serrátil) anterior instala no tórax quando há excesso de atividade nas cadeias posterolaterais.

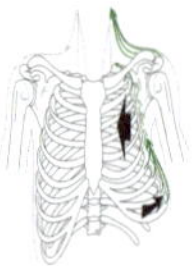

A porção superior *mantém a primeira e segunda costelas "em inspiração".*

As fibras da porção média *mantêm as escápulas afastadas uma da outra*, o que explica a largura dos ombros nos indivíduos que funcionam em PL. Devido à direção horizontal de suas fibras, que favorece o trabalho em corda de arco, elas tendem a *reduzir a circunferência da parte média do tórax.*

As digitações da porção inferior – com exceção da destinada à quinta costela, assim como as precedentes – tornam-se progressivamente verticais, de modo a *abrir lateralmente a parte inferior da caixa torácica. O ângulo de Charpy é, por isso, bem aberto nos indivíduos que funcionam em PL.*

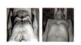 **As figuras 28-b e 28-c ilustram as diferentes marcas que podem ser encontradas no tórax.**

Nas tipologias combinadas que associam as cadeias anteromedianas às posterolaterais, observamos as chamadas *"pequenas asas de Sigaud" associadas a uma depressão submamária*, como na figura 28-b.

No caso de competição entre PL e AM, o crescendo de tensão pode levar ao afundamento esternal (figura 28-c.). A cadeia AM retoma no plano sagital aquilo que PL lhe tomou no plano frontal (ver figura 73, página 136).

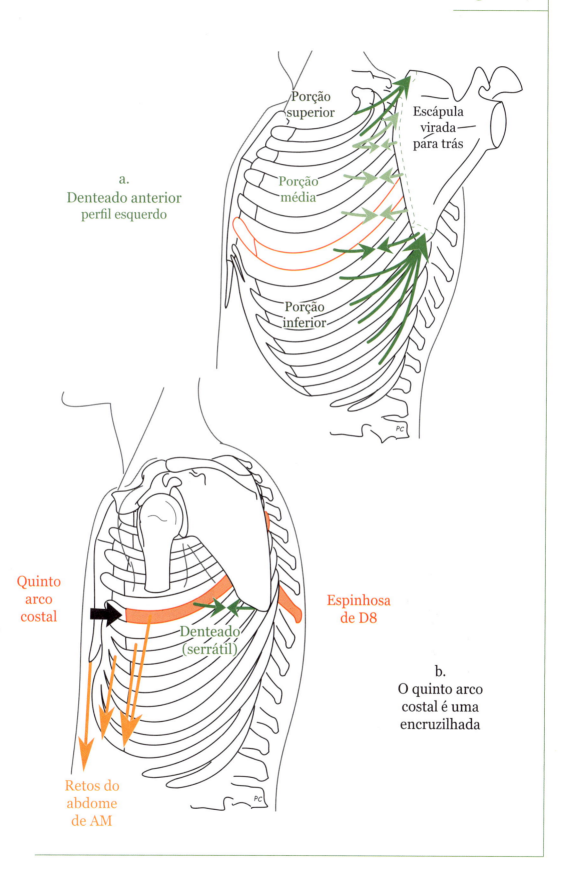

Figura 27

a. Denteado anterior perfil esquerdo

b. O quinto arco costal é uma encruzilhada

Cadeias posterolaterais 57

Figura 28

a.

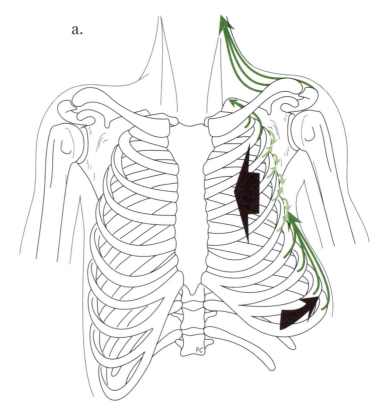

Tórax em "campânula", típico
do excesso de atividade
nas cadeias posterolaterais

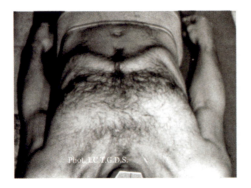

b. Depressão
submamária

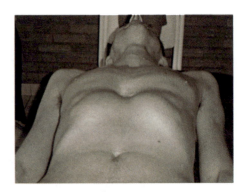

c. Afundamento
esternal

Figura 29

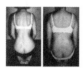 **As fotos da figura 29-a permitem comparar o posicionamento da escápula, assim como o estreitamento da cintura em AL e PL, respectivamente.**

Numa tipologia AL, os ombros são fechados (foto à esquerda) e *a borda espinhal da escápula se descola em todo seu comprimento* devido à rotação interna da articulação escapuloumeral. *A cintura é fina e bem marcada*, graças às ações dos denteados (serrátil) posteriores e inferiores e dos oblíquos internos.

Numa tipologia PL (foto à direita), *os ombros são largos e a escápula cola-se* contra o gradil costal, devido à atividade dos denteados (serrátil) anteriores.

A PL, em decorrência da ação das fibras inferiores do denteado anterior, *não tem a cintura marcada*.

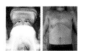 **A figura 29-b mostra as variações de talhe da cintura segundo as diferentes tipologias.**

O músculo pequeno denteado inferior de AL limita a abertura do ângulo de Charpy, que aparece bem agudo na foto da esquerda. Inversamente, o músculo denteado anterior de PL mantém esse ângulo bem aberto (foto da direita).

Figura 30

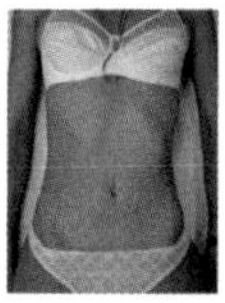

 A figura 30 põe em evidência a assimetria frequente entre os lados direito e esquerdo do tórax, ligada à dominância de AL à direita e de PL à esquerda.

O ângulo de Charpy é mais fechado à direita e mais aberto à esquerda. Por outro lado, observamos com frequência *um hemitórax recuado à direita e mais proeminente para a frente à esquerda.*

Nessa foto, vemos também uma assimetria pélvica: *a asa ilíaca direita é mais exposta frontalmente (por AL), enquanto a esquerda é mais dobrada (por PL).* Essa assimetria é parte de um esquema fisiológico; porém, em alguns casos, pode vir a tornar-se prejudicial, sobretudo se acompanhada de um fechamento importante do tórax à direita. Vimos no volume *Cadeias anterolaterais* que esse tórax mais acinturado fechado à direita está com frequência ligado a problemas viscerais.

Figura 31

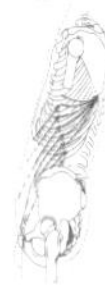

 O músculo oblíquo externo do abdome dá sequência ao denteado anterior e inscreve-se perfeitamente na linha de força iniciada pelo denteado de cima para baixo e de trás para a frente. É o músculo mais superficial da região abdominal.

Figura 29

a.

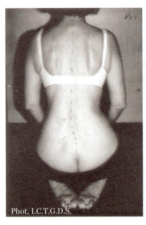 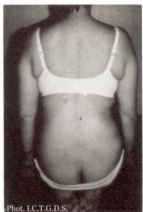

AL
As bordas espinhais
das escápulas são
descoladas

PL
As escápulas são
distantes uma da
outra e coladas
contra o tórax

b.

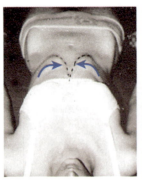 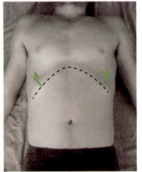

Ângulo de
Charpy fechado
Tipologia AL

Ângulo de
Charpy aberto
Tipologia PL

Figura 30

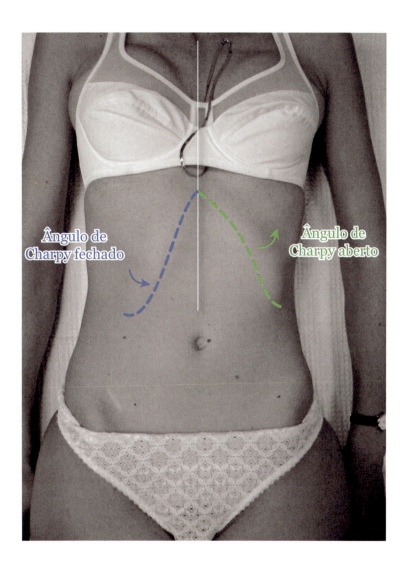

A assimetria
entre os lados direito e esquerdo
é muito frequente

Nasce no alto na *face externa e da borda inferior das sete ou oito últimas costelas*, mediante o mesmo número de digitações. Estas *se imbricam com as digitações do denteado anterior ao qual ele dá sequência, mas também com as digitações do grande dorsal, da porção que faz parte de AL.*

Suas fibras orientam-se *obliquamente para baixo e para a frente*, abrindo-se em leque.

As fibras mais inferiores, provenientes das duas ou três últimas costelas, fixam-se sobre a *metade anterior do lábio lateral da crista ilíaca*. Essas fibras *favorecem a nutação ilíaca*. Nos indivíduos que funcionam em PL de modo acentuado, a palpação revela uma corda oblíqua de baixo para cima e de frente pra trás, que se estende lateralmente a partir da parte inferior da caixa torácica até a crista ilíaca. Não confundir com o oblíquo interno, cuja direção de fibras é oblíqua para baixo e para trás.

As fibras musculares mais superiores prolongam-se em uma larga lâmina fibrosa que se espalha na frente. Esta *junta-se embaixo com a parte mais anterior da crista ilíaca, com a espinha ilíaca anterior e superior e com a borda superior da espinha do púbis.*

A aponeurose de terminação do músculo oblíquo externo ocupa grande parte na formação de *uma fáscia que se estende da espinha ilíaca anterossuperior até a espinha do púbis, a qual chamamos arcada crural ou ligamento inguinal.* Outras de suas fibras contribuem para formar *os pilares do canal inguinal.*

Para finalizar a descrição dessa região tão complexa, observemos que *certas fibras aderem à fascia ilíaca que recobre o músculo psoas.* As tensões nessa região são frequentes nos indivíduos que funcionam em PL. O desequilíbrio posterior do tronco que decorre da extensão coxofemoral solicita a reação do músculo oblíquo externo para freá-lo (figura 4, página 21), porém com risco de tracionar o púbis em cima e colocar a *bacia em retrobáscula*. Essa ação será facilitada, já que os pelvitrocanterianos e no nível do pivô primário de PL já esboçaram essa retrobáscula da bacia.

As fibras mais horizontais dessa lâmina fibrosa juntam-se à linha alba do abdome e contribuem para a formação do folheto superficial da aponeurose dos retos abdominais de AM.

Como já foi mencionado, a atitude arqueada que resulta da atividade preponderante dos músculos das cadeias posterolaterais obriga a parte anterior do corpo a se flectir para a frente, na intenção de recuperar o equilíbrio. Esse arranjo favorece a instalação de *uma cifose alta cujo ápice situa-se geralmente na altura de D6 – ou mais alto ainda, em certos casos.* Essa zona vertebral pode então ser local de limitações dolorosas e bloqueios de defesa repetitivos.

A coluna lombar sofre também as consequências dessa báscula para trás do tronco. *Ficando sem sustentação, ela corre o risco de desabar progressivamente para trás. Por estarem as vértebras posicionadas em flexão umas sobre as outras, podem criar um terreno que favoreça a hérnia discal.* Os psoas podem reagir a esse desabamento posterior da coluna lombar e dar sinais de dor. Infelizmente, sua contração só faz aumentar o achatamento dos discos.

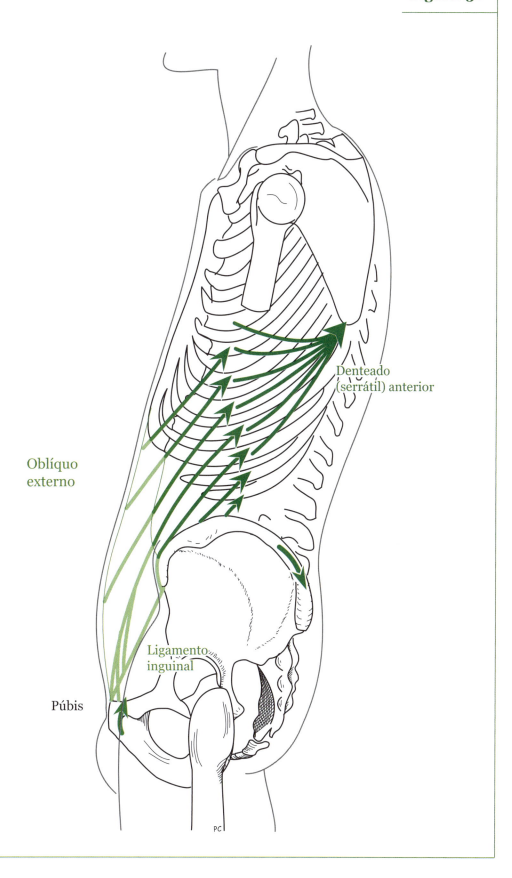

Figura 31

Figura 32

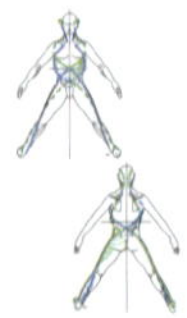

Na face anterior do tronco, as fibras da lâmina fibrosa que prolonga o músculo oblíquo externo (de PL) prolongam-se nas fibras do oblíquo interno (de AL) contralateral.

Posteriormente, as fibras superficiais do glúteo máximo (de PL) prolongam-se nas fibras do grande dorsal (porção vertical que pertence a AL), do lado oposto.

As cadeias relacionais AL e PL são, com frequência, chamadas de cadeias cruzadas, o que nos permite compreender seu *importante papel nas torções dinâmicas do tronco.*

Mesmo que esse cruzamento se efetue no plano de D12, não é na altura dessa vértebra que a rotação acontece, mas principalmente na altura de *D8, que é a vértebra com maior alcance rotatório da coluna dorsal* (conforme Kapandji).

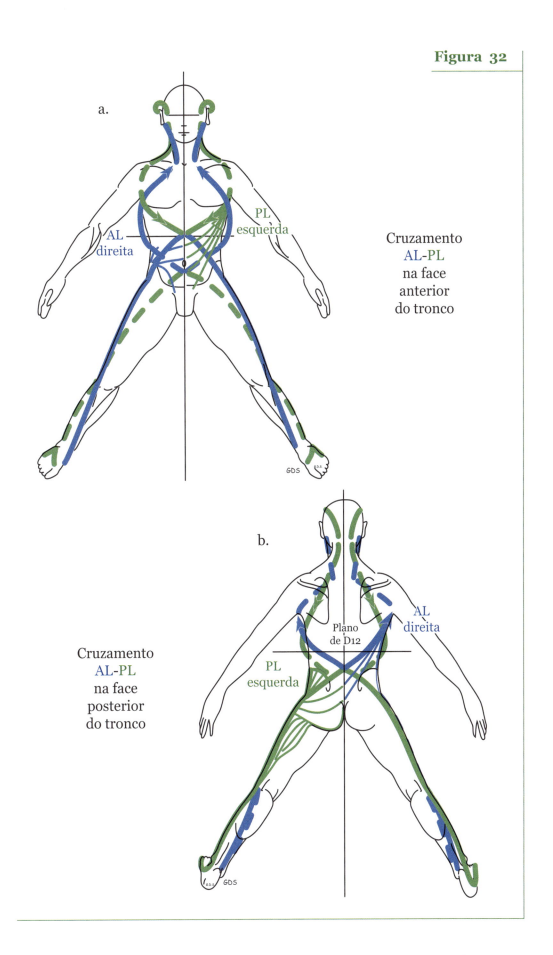

Figura 32

a.

Cruzamento AL-PL na face anterior do tronco

b.

Cruzamento AL-PL na face posterior do tronco

Cadeias posterolaterais

As cadeias posterolaterais na bacia

Estamos de volta à região da coxofemoral, que, como já observamos, é ao mesmo tempo pivô primário e feudo da cadeia PL.

Retomaremos o estudo da região coxofemoral e da bacia em geral, esmiuçando certas ações musculares que aí ocorrem.

Figura 33

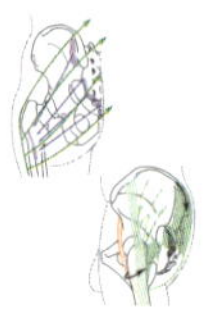

Embora anatomicamente o glúteo máximo seja um único músculo, vamos distinguir entre suas fibras profundas e superficiais (figura 33-a).

As fibras superficiais do glúteo máximo fazem parte de PL. *Elas se estendem da aponeurose lombar e da massa comum (parte caudal dos músculos eretores da raque) que recobre o sacro até o trato iliotibial ou fáscia lata.*

As fibras mais profundas fazem parte da cadeia posteromediana e *se inserem sobre a vertente lateral da crista ilíaca em sua parte posterior (atrás das inserções da aponeurose do glúteo médio)*, sobre a linha glútea posterior do ilíaco e a parte da fossa ilíaca situada atrás dela, sobre a crista do sacro e do cóccix e também sobre a face posterior do ligamento sacroisquiático ou sacrotuberal. Juntam-se ao ramo de trifurcação lateral da linha áspera do fêmur (crista do glúteo máximo).

As fibras profundas têm papel primordial na posição ereta característica do bípede em comparação com o quadrúpede: *elas mantêm o sacro em boa posição entre os ilíacos, impedindo-o de se horizontalizar.* Dessa ação depende a estabilidade sacroilíaca e a qualidade do empilhamento vertebral sobre o platô sacral.

Para assumir essa função, é preciso que o glúteo máximo disponha de um *ponto fixo femoral* – o que só é possível se os joelhos se mantiverem desaferrolhados.

As fibras mais superficiais agem principalmente na dinâmica, em que domina a função de extensão do fêmur: subir degraus, correr. *Nessas ações, o ponto fixo está na bacia.* O glúteo máximo é também *rotador externo do quadril.*

No contexto de uma PL dominante, o glúteo máximo e as fibras mais posteriores do glúteo médio trabalham em corda de arco (figura 33-b), o que tem por efeito fixar o *fêmur em extensão* por um lado, mas também o *ilíaco em nutação*, por outro.

Figura 33

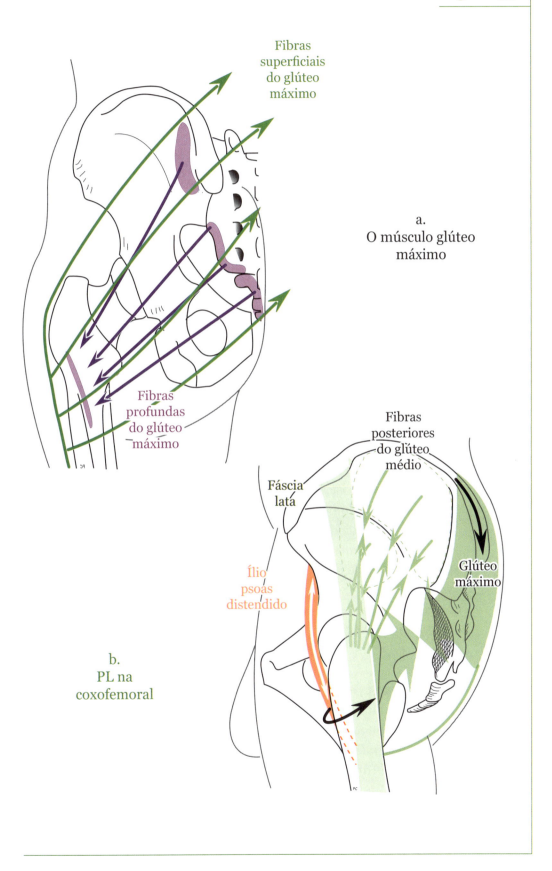

a.
O músculo glúteo máximo

b.
PL na coxofemoral

Quando se torna permanente, essa extensão coxofemoral é freada pelo músculo psoas-ilíaco, que pode se contrair em defesa. Essas "psoítes" são, com frequência, mal interpretadas, e o músculo é alongado pelo terapeuta, que não se preocupa em analisar a causa real da contratura, situada posteriormente no nível da PL causal.

Vamos considerar, a seguir, a ação desses diferentes músculos nos outros planos do espaço.

Figura 34

O músculo quadrado femoral tem papel primordial no equilíbrio da bacia nos três planos do espaço. As figuras 34-a e 34-b o mostram no plano sagital. Ele é tracionado desde o início da flexão coxofemoral (34-a) e também quando se inicia a extensão, e sua posição neutra corresponde à posição de referência do fêmur (34-b). *Não podemos considerá-lo extensor dessa coxofemoral*, mas um *freio à flexão do fêmur e à contranutação do ilíaco*.

Voltaremos a falar das repercussões ocasionadas pela retração dos pelvitrocanterianos, em seu conjunto, sobre a dinâmica – como na passagem para a posição sentada, no pender para a frente ou em qualquer movimento que requeira uma flexão coxofemoral.

A figura 34-c mostra o quadrado femoral no plano frontal e evidencia a quase horizontalidade de suas fibras, que favorece o trabalho em corda de arco. Essa disposição de fibras permite-lhe *controlar a posição dos ísquios*, que os músculos do períneo, de AM, tenderiam a aproximar.

É, pois, na bacia, residência de AM, que PL tem seu feudo, seu território de ação, justamente para controlar a AM (consultar o volume *Aspectos biomecânicos – Cadeias Musculares e Articulares, Método G.D.S. – Noções básicas*). Em caso de excesso de atividade PL, o quadrado femoral será responsabilizado, junto com o obturador interno e os gêmeos, pela *separação exagerada dos ísquios e pelo fechamento cranial dos ilíacos*. Com ponto fixo no ilíaco, ele é *adutor do fêmur*.

A figura 34-d mostra o quadrado femoral no plano horizontal. Já vimos, no volume *Cadeias anterolaterais*, como a PL e a AL deveriam partilhar harmoniosamente o território: *o quadrado femoral, de PL, fixando o fêmur em rotação externa, dá ponto fixo embaixo ao pequeno glúteo de AL, o qual pode então desdobrar a asa ilíaca na frente*. Esta, vista de cima, mostra como o excesso de PL ao exagerar a rotação externa do fêmur pode favorecer o aparecimento de uma *coxartrose expulsiva*. O tendão do músculo **iliopsoas, de AP**, aparece aqui para nos lembrar que ele constitui uma *defesa convexitária* para a coxofemoral, o que explica sua frequente reatividade nas tipologias em PL.

Figura 34

O quadrado femoral

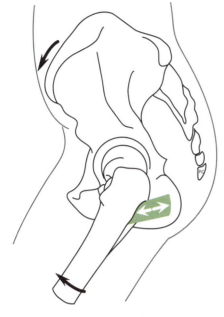

a. No plano sagital, em flexão coxofemoral

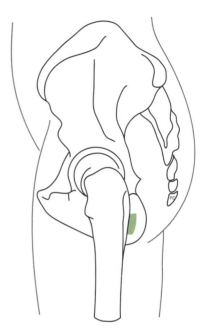

b. No plano sagital, fêmur em posição de referência

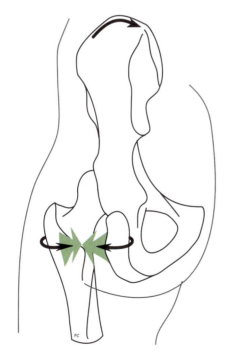

c. No plano frontal

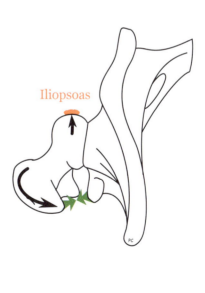

d. No plano horizontal

Cadeias posterolaterais 69

Figura 35

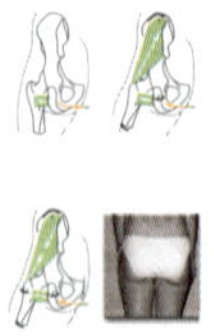

A figura 35-a relembra que a bacia é ao mesmo tempo residência de AM e feudo de PL. Essa figura ilustra o controle que PL exerce sobre AM.

O quadrado femoral que separa os ísquios é o antagonista direto dos músculos **transversos do períneo**, de AM, os quais se estendem da face medial dos ísquios ao nó fibroso central do períneo, aproximando os ísquios. Temos o costume de dizer que PL instala seu feudo na residência de AM para melhor controlar essa cadeia, impedindo-a de aproximar exageradamente os ísquios.

A figura 35-b mostra a sinergia antagonista entre o glúteo médio e o quadrado femoral, numa PL em excesso.

O glúteo médio *abduz o fêmur* (figura 35-b1) e obriga o quadrado femoral a *afastar o ísquio* (35-b2). O afastamento do ísquio é acompanhado de uma dobra, um fechamento da asa ilíaca no plano frontal (35-b3). **Os músculos transversos do períneo**, tensionados transversalmente, aumentam seu tônus em defesa (contração excêntrica), exercendo uma tração permanente sobre o nó fibroso central do períneo.

Essa imposição acarreta uma *"sideração"* do períneo (deixando-o incapaz de agir, paralisado), que pode estar na origem de uma forma de *incontinência*.

Já tínhamos observado também correlação entre as tipologias pélvicas que associam PL a PM e *dificuldades de levar a bom termo uma gravidez*. Voltaremos a falar disso no volume dedicado às cadeias anteromedianas.

A figura 35-c ilustra uma escalada de tensão na PL. Como sempre ocorre em casos semelhantes, o aumento de tensão favorece o trabalho em corda de arco. Isso é verdade particularmente para os músculos cujas fibras têm direção horizontal, como *o quadrado femoral, que trabalha preferencialmente em corda de arco*.

Em sua extremidade femoral, ele compensa o fato de ser contrariado no plano frontal pela abdução, mudando de plano e *levando o fêmur em rotação externa* no plano horizontal (35-c1).

Na outra extremidade, ele tende a *afastar o ísquio* da linha média (35-c2), o que é acompanhado de um *fechamento frontal da asa ilíaca* (35-c3). Esse fechamento da asa ilíaca impede o glúteo médio de abri-la e expô-la frontalmente, entretanto suas fibras mais posteriores podem recuperar-se no plano sagital, *participando da nutação ilíaca*.

Observemos, enfim, que o fechamento dos ilíacos favorece um *bocejo [bâillement] inferior da sínfise púbica* (35-c4), que constitui um terreno favorável a *certa forma de pubalgia*.

A foto (figura 35-d) mostra uma bacia de tipologia PL. Os glúteos são redondos, e seu afastamento indica o afastamento existente entre os ísquios. Podemos falar facilmente de um "sorriso glúteo". Os indivíduos do sexo feminino que apresentam essa tipologia pélvica queixam-se com frequência de um espessamento do tipo "culote de montaria".

Esses depósitos celulíticos poderiam ter origem em uma eventual compressão muscular de PL travando o retorno venoso dos membros inferiores.

Figura 35

Lado esquerdo
Vista posterior

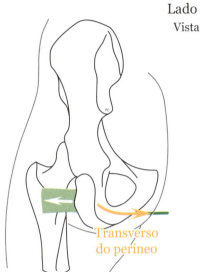

a.
PL
controla AM

b.
Sinergia antagonista
entre o glúteo médio
e o quadrado femoral

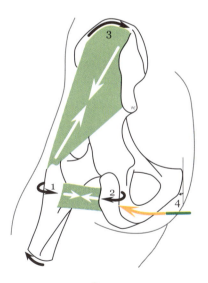

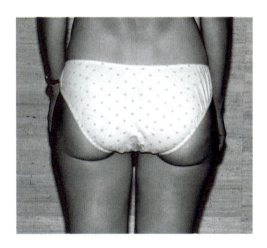

c.
Trabalho em
corda de arco

d.
Morfologia
pélvica PL

Cadeias posterolaterais

Figura 36

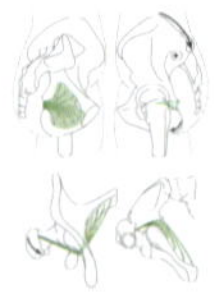

O obturador interno e os gêmeos superior e inferior também fazem parte de PL.

A figura 36-a mostra as inserções do **obturador interno** no perfil interno do ilíaco esquerdo e do sacro. *Ele se insere na face medial da membrana obturadora, sobre a face interna do ramo ascendente do púbis, sob a linha arqueada entre o forame obturado e a espinha isquiática e, enfim, sobre a parte do ramo isquiopubiano que é vizinha do buraco obturador.*

Suas fibras se dirigem para trás, na direção da *incisura isquiática menor*, situada entre o ísquio e a espinha isquiática, onde as fibras *se inflectem quase em ângulo reto* (figuras 36-c e 36-d), dirigindo-se para fora e para a frente.

O obturador interno une-se, na saída da incisura isquiática menor, com os **gêmeos superior e inferior** que o ladeiam na última parte de seu trajeto (36-b). *O primeiro deles se insere sobre a tuberosidade espinha isquiática e outro nasce da borda superior do ísquio.* Eles permanecem junto do obturador interno, com o qual *agarram por trás e por cima o colo do fêmur* e terminam com uma inserção comum na *fossa trocanteriana na face medial do grande trocanter* (figuras 36-b 3 36-c).

Esses três músculos são *rotadores externos do fêmur*, assim como o quadrado femoral (36-c). A partir de um ponto fixo sobre o fêmur, o obturador interno, por inflectir sobre o osso ilíaco, favorece também a *nutação do ilíaco* (36-b). Os gêmeos também são capazes de *separar os ísquios* em associação com o quadrado femoral.

Figura 37

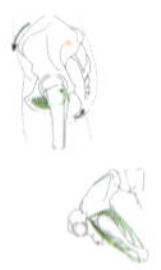

A figura 37-a mostra o obturador externo por meio da vista externa de uma bacia de perfil.

Ele se insere sobre a face anterior do ramo ascendente do púbis, na face externa da membrana obturadora, e a parte vizinha do ramo isquiopubiano, assim como sobre a parte anterior do ramo ascendente do ísquio.

Suas fibras se dirigem para trás, *passando sob o colo do fêmur para depois contorná-lo* (figuras 37-a e 37-b) e, enfim, juntar-se ao obturador interno no fundo da *fossa trocanteriana na face medial do fêmur*.

Fazendo o contrário do obturador interno e a partir de um ponto fixo femoral, *o obturador externo favorece a contranutação do ilíaco* (37-a).

A figura 37-b mostra os dois obturadores e o tendão terminal do iliopsoas, complementares na ação de coaptação da articulação coxofemoral.

Figura 36

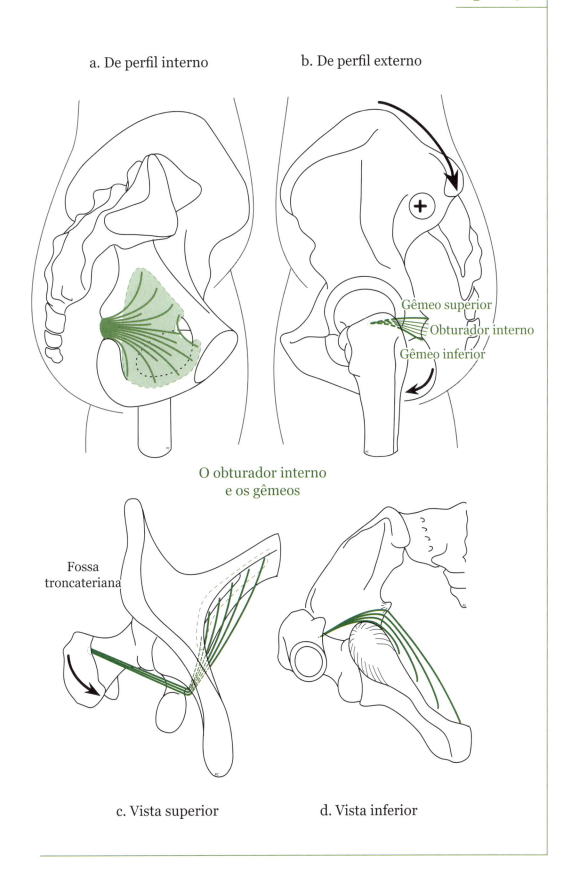

a. De perfil interno

b. De perfil externo

Gêmeo superior
Obturador interno
Gêmeo inferior

O obturador interno
e os gêmeos

Fossa troncateriana

c. Vista superior

d. Vista inferior

Cadeias posterolaterais 73

Como observado anteriormente, o obturador interno e os gêmeos, que o acompanham, favorecem *a rotação externa do fêmur*. A ação rotadora externa do obturador externo, comumente mencionada, parece bem menos evidente. A figura 37-b, que representa a vista inferior de um modelo de dissecção, mostra que suas fibras estão praticamente no alinhamento do colo femoral, o qual elas agarram por baixo. Não é desprezível o papel que essa disposição confere na *coaptação da articulação coxofemoral*.

Se tiver ponto fixo no fêmur, ele tende a bascular o ilíaco para a frente. O tendão terminal do psoasilíaco, de AP, inflecte-se diante da articulação coxofemoral, da qual está separado por uma bolsa serosa. Esse músculo se comporta como verdadeira "muralha convexitária" da articulação coxofemoral, da qual, entre outras coisas, limita a expulsão durante a rotação externa.

Figura 38

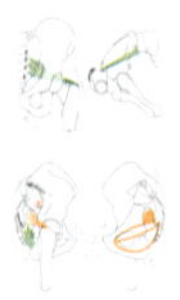

O piriforme se destaca dos outros pelvitrocanterianos por inserir-se sobre o sacro.

Ele se insere na face anterior do sacro, entre as cavidades sacrais da segunda, terceira e quarta vértebras sacrais, bem como sobre uma parte da face anterior do ligamento sacroisquiático ou tuberal (figura 38-a). Ele segue para fora e para a frente, pela grande incisura isquiática, para juntar-se à face superior do grande trocanter atrás do glúteo médio (38-a).

Com ponto fixo sobre o sacro, o piriforme é rotador externo do fêmur (38-b), ao menos na posição de referência (veremos adiante que, na flexão, ele torna-se rotador interno). Trata-se, nesse caso, de uma função PL, em concordância com o quadrado femoral, obturador interno, e os gêmeos. *Com ponto fixo no fêmur, ele é contranutante do sacro* (38-c). Nessa ação, o piriforme assemelha-se a AM, mais particularmente com certos músculos do períneo, os quais ele vem completar, aliás, em cima e atrás (38-d). Por essa razão, ele é representado, nos dois esquemas inferiores da figura 38, em cor diferente, amarelo alaranjado, que é a cor de AM.

O piriforme tem, pois, pertinência dupla, já que *pode se unir às cadeias posterolateral e anteromediana*. Por essa razão, ele constitui um ponto de passagem ou revezamento entre essas duas cadeias – que, aliás, estão frequentemente associadas.

Figura 39

O piriforme do lado direito funciona em AM e obriga o da esquerda a trabalhar em PL.

O piriforme direito toma, com mais frequência, ponto fixo sobre o fêmur, o qual AL, dominante à direita, mantém em rotação interna. *Ele arrasta o sacro em rotação para a esquerda* (isto é, com a face anterior

Figura 37

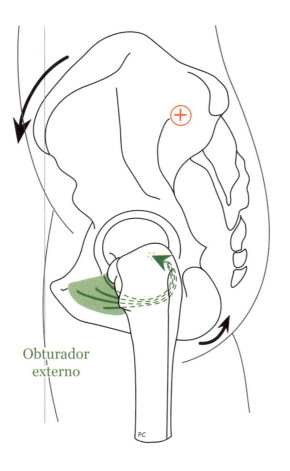

a. O obturador externo contranuta o ilíaco

Obturador externo

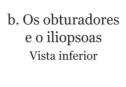

b. Os obturadores e o iliopsoas
Vista inferior

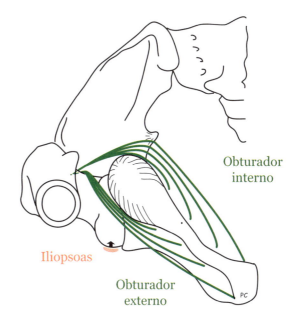

Obturador interno

Iliopsoas

Obturador externo

Cadeias posterolaterais 75

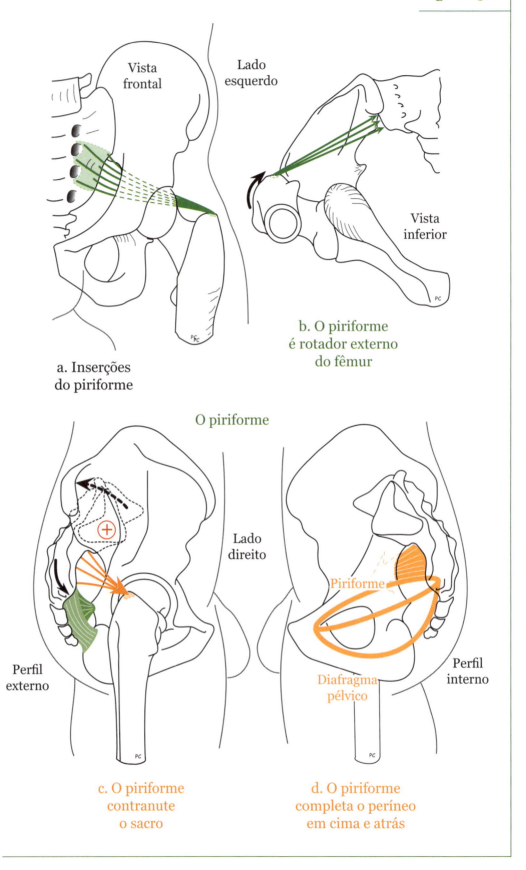

Figura 38

O piriforme

a. Inserções do piriforme

b. O piriforme é rotador externo do fêmur

c. O piriforme contranute o sacro

d. O piriforme completa o períneo em cima e atrás

voltada para a esquerda). Não entrarei em detalhes agora sobre os mecanismos de torção do sacro, mencionando apenas a *rotação deste ao redor de um eixo longitudinal*, que ocorre em sacros mantidos em posição mais verticalizada. As torções sobre o eixo oblíquo implicam mecanismos mais complexos, nos quais intervêm as cadeias anteromedianas e posteromedianas. Tais casos serão abordados nos volumes dedicados a essas cadeias

Voltemos, então, à rotação do sacro à esquerda, que é, sem dúvida, a mais frequente. Ela decorre da atividade maior do piriforme direito, que nesse caso trabalha em AM.

O piriforme esquerdo não permanece insensível a essa rotação sacral, pois é estirado e compensa mudando de ponto fixo. *Com ponto fixo no sacro, leva o fêmur esquerdo para a rotação externa, que é função própria de PL.*

Acabamos de trazer um elemento suplementar ao nosso esquema assimétrico da bacia. A assimetria da bacia é de tal modo frequente que pode ser considerada fisiológica, ao menos até certo ponto.

O esquema assimétrico da bacia, na maioria das vezes, consiste em uma contranutação do ilíaco à direita, associada a uma mutação ilíaca à esquerda e a uma rotação do sacro para a esquerda.

Figura 40

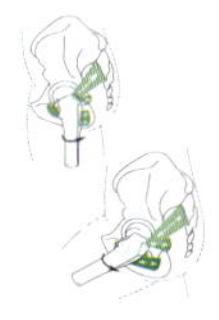

Os pelvitrocanterianos têm o papel de ligamentos ativos da articulação coxofemoral durante a flexão.

A figura 40-a mostra a direção de suas fibras, com a coxofemoral em posição neutra. Nessa posição, *o piriforme, o obturador interno e os gêmeos superior e inferior, que o acompanham, assim como o quadrado femoral, são rotadores externos do fêmur*, atestando assim sua pertinência à cadeia posterolateral. Vimos que essa ação é mais moderada no que se refere ao obturador externo, cujas fibras estão praticamente no eixo do colo femoral (figura 37-b).

A figura 40-b mostra esses mesmos pelvitrocanterianos em posição de flexão da coxofemoral.

Graças ao uso de um modelo, é fácil evidenciar o início do tensionamento dos pelvitrocanterianos na flexão coxofemoral. A flexão faz passar tensão para o quadrado femoral, o obturador interno, os gêmeos superior e inferior e o piriforme, que, por serem tensionados, controlam a flexão. Essa ocorrência fez que Kapandji dissesse que *a articulação do quadril compensa a fraqueza de seus ligamentos posteriores pela presença dos músculos pelvitrocanterianos.*

A flexão coxofemoral fisiológica nunca é pura nem ocorre exclusivamente no plano sagital. Ela deveria ser sempre acompanhada de certa rotação externa. *Os músculos quadrado femoral, obturador interno e gêmeos, tensionados pela flexão, reagem pela simples tonicidade, levando o*

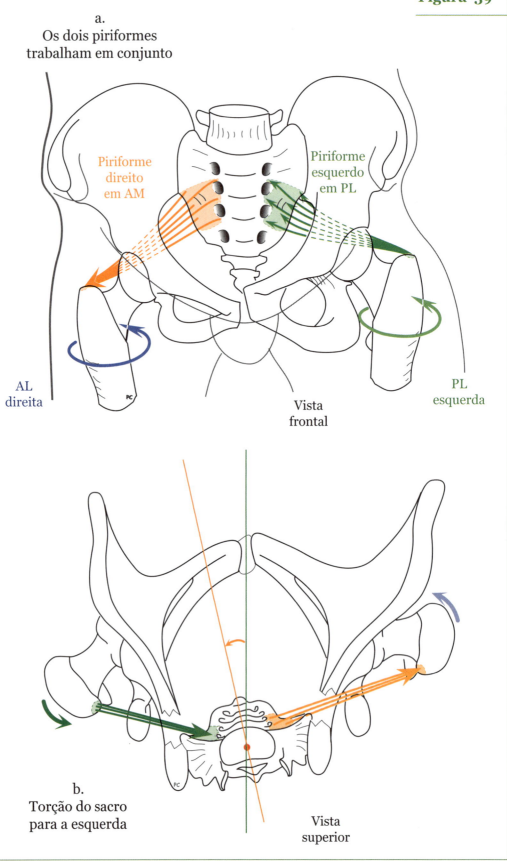

Figura 39

a.
Os dois piriformes trabalham em conjunto

b.
Torção do sacro para a esquerda

78   Philippe Campignion

Figura 40

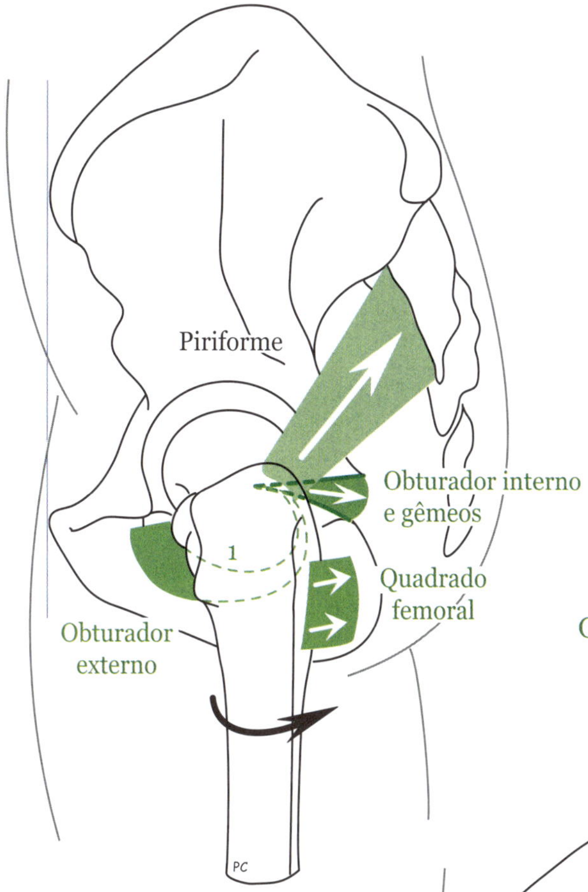
Piriforme
Obturador interno
e gêmeos
1
Quadrado
femoral
Obturador
externo
PC

a.
Os pelvitroncaterianos
em posição neutra
da coxofemoral

Os pelvitroncaterianos
na flexão
coxofemoral

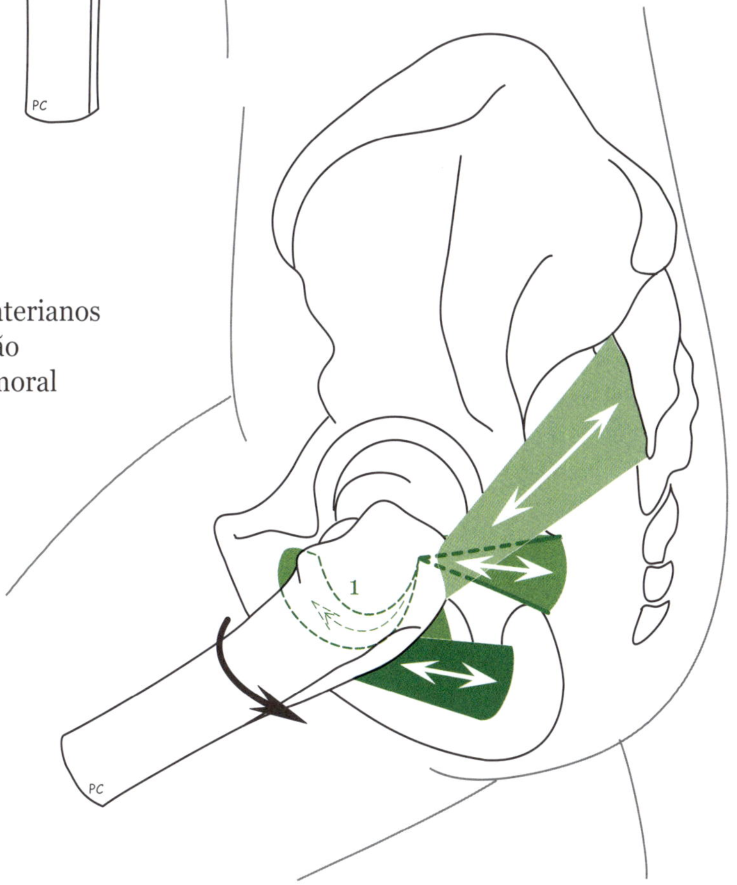
1
PC

b.
Os pelvitroncaterianos
na flexão
da coxofemoral

fêmur em rotação externa, o que faz crescer as possibilidades de báscula do colo e facilita essa flexão. Podemos considerar tais músculos verdadeiros *ligamentos ativos da articulação coxofemoral na flexão*.

Por suas inserções e pela direção de suas fibras, *o músculo obturador externo não é alongado* nessa flexão (40-b1); pelo contrário, ele se encurta e suas inserções se aproximam desde o início do movimento. Na verdade, ele não está realmente envolvido na flexão.

Figura 41

A figura 41-a mostra que o piriforme muda de lado no meio do percurso para tornar-se, ao contrário dos outros, rotador interno do fêmur.

Essa rotação interna ocasionada pelo piriforme está na origem de certa *dor na virilha*, frequente quando levamos a coxa em flexão completa sobre o tronco. A responsabilidade por essa dor é, com frequência, incorretamente atribuída ao psoas. Acredito que se trate de um esbarrão do colo do fêmur sobre a borda superior do cotiloide (*limbus*), que acontece quando o fêmur é levado em rotação interna por um piriforme hipertônico. Um trabalho adequado sobre esse músculo permite, em muitos casos, melhorar a dor.

A figura 41-b recorda que o piriforme é o único desses músculos a se inserir não sobre o ilíaco mas sobre o sacro. Por essa razão, ele é *poliarticular* e envolve-se tanto com a coxofemoral como com a articulação sacroilíaca. *A partir de um ponto fixo femoral, ele é capaz de levar o sacro em contranutação.*

Com ponto fixo no sacro, *ele se opõe ao outros pelvitrocanterianos*, que são rotadores externos (quadrado femoral, obturador interno e gêmeos).

Não terá ele um papel mais importante a desempenhar sobre o sacro? É o que veremos a seguir.

Figura 42

Godelieve Denys-Struyf estudou aprofundadamente os mecanismos complexos da flexão anterior do tronco, tanto no nível das coxofemorais como no das sacroilíacas. Essa ilustração mostra suas diferentes etapas num esquema ideal.

Num primeiro tempo, que chamaremos tempo de preparação para a flexão anterior do tronco, o corpo modifica seu equilíbrio para poder conservá-lo durante as outras fases do movimento (figura 42-1). É preciso *recuar a bacia relativamente ao seu polígono de sustentação* para

Figura 41

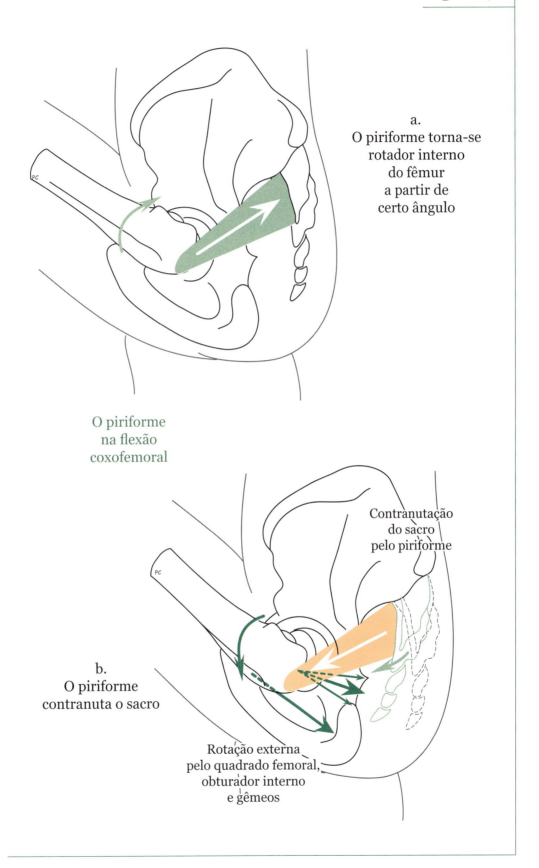

a.
O piriforme torna-se rotador interno do fêmur a partir de certo ângulo

O piriforme na flexão coxofemoral

Contranutação do sacro pelo piriforme

b.
O piriforme contranuta o sacro

Rotação externa pelo quadrado femoral, obturador interno e gêmeos

Cadeias posterolaterais 81

evitar a queda para a frente. A retrobáscula da bacia, que podemos observar em indivíduos livres de toda e qualquer influência tipológica parasita, parece ser o resultado de um *aumento da vigilância dos músculos isquiotibiais*, particularmente do semitendinoso e do semimembranoso, que fazem parte da cadeia posteromediana, cujo papel na posição ereta é primordial. *Esses músculos são, por isso, muito sensíveis à menor modificação do equilíbrio, especialmente para a frente.* Uma simples experiência pode fazê-lo provar essa afirmação na prática, a menos que você tenha grande flexibilidade: incline o tronco para a frente uma primeira vez, antebasculando diretamente sua pelve, e experimente a reação de seus isquiotibiais. Se sua flexibilidade é média, poderá sentir alguns puxões na face posterior das coxas e atrás dos joelhos. Endireite-se, flectindo ligeiramente os joelhos e verticalizando sua coluna vertebral, vértebra por vértebra, iniciando na bacia e terminando na cabeça.

Recomece a experiência, porém tomando certos cuidados: enrole ligeiramente a coluna cervicodorsal, de modo a baixar o olhar para o umbigo, e faça a retrobáscula da bacia antes de flectir o tronco para a frente.

Surpresa! Com frequência vamos chegar mais para baixo, e a sensação de puxamento dos isquiotibiais diminui, como se esses músculos se sentissem mais confiantes devido à retrobáscula da pelve e não aumentassem tanto o tônus na tarefa de controlar a flexão anterior do ilíaco.

No segundo tempo da flexão anterior fisiológica do tronco, a pelve bascula para a frente ao redor das coxofemorais (figura 42-2). *Os isquiotibiais controlam essa báscula mediante um trabalho excêntrico.*

No terceiro tempo, que chamamos fim da flexão, tudo se passa como se os ilíacos interrompessem sua antebáscula mais cedo que o sacro, que segue com a coluna vertebral (figura 42-3). Godelieve Denys-Struyf colocou em evidência essa *dissociação sacroilíaca*, por meio de medidas comparativas precisas, feitas antes e no final da flexão, do posicionamento dos ilíacos e do sacro, respectivamente. Utilizamos essas medidas como testes para guiar nossas intervenções terapêuticas.

A natureza desse deslocamento, de amplitude muito pequena, do sacro entre os dois ilíacos é bastante complexa: em vez de ser um simples movimento angular, trata-se de um *"desencastramento" do sacro*. Uma das teorias da nutação sacroilíaca, reunidas na página 66 do tomo III das obras do professor Kapandji (edição francesa), parece corresponder particularmente àquela que os testes G.D.S. da bacia colocam em evidência. Trata-se da teoria de *translação de Weisel*, segundo a qual o sacro deslizaria entre os ilíacos com ou sem deslocamento angular.

Obviamente, essa dissociação sacroilíaca é fisiológica até certo ponto, porém pode tornar-se fonte de tensão e, em seguida, de sofrimento ligamentar, em caso de excesso.

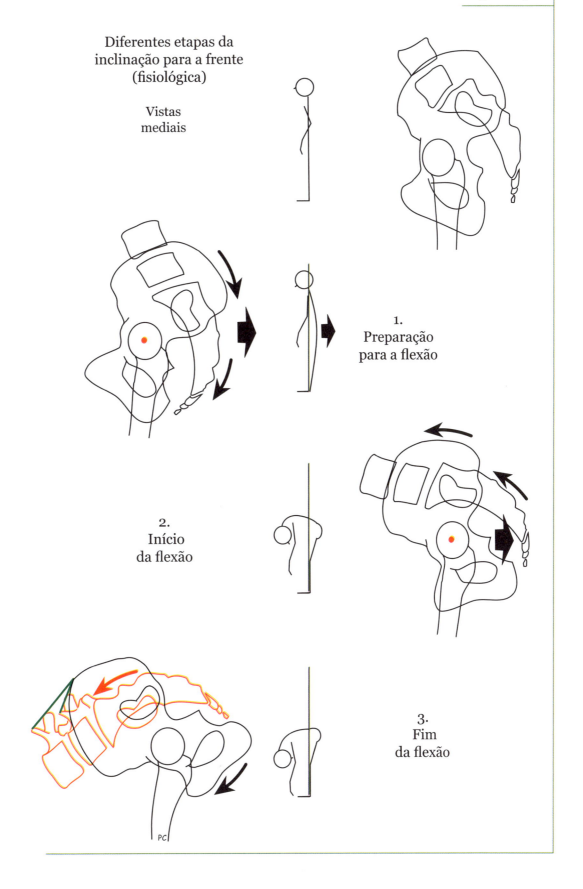

Figura 42

Diferentes etapas da inclinação para a frente (fisiológica)

Vistas mediais

1. Preparação para a flexão

2. Início da flexão

3. Fim da flexão

Cadeias posterolaterais 83

Figuras 43 e 44

O excesso de tensão nas cadeias posterolaterais põe sérios entraves à fisiologia das articulações coxofemorais em todos os movimentos de flexão do tronco sobre os membros inferiores, bem como nos dos membros inferiores sobre o tronco.

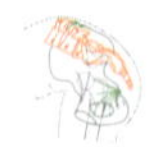

A figura 43 mostra os efeitos do excesso de tonicidade nos pelvitroncaterianos sobre a flexão para a frente.

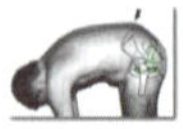

O ilíaco – que, como sabemos, faz parte da cadeia articular do membro inferior – permanece solidário a ele e mantém a posição vertical. O sacro, que pertence à cadeia articular do tronco, tenta seguir a coluna vertebral na flexão do tronco para a frente. A falta de flexibilidade na coxofemoral é compensada pela *dissociação sacroilíaca excessiva*. A sacroilíaca tem, de alguma forma, o papel de junta de dilatação para essa coxofemoral.

A dissociação sacroilíaca põe em tensão certos ligamentos, entre os quais os **iliolombares**, que vão da *crista ilíaca, atrás, às apófises transversais da quarta e quinta vértebras lombares*, para cima e para a frente (figura 43-a). A obliquidade de suas fibras faz delas *freios da flexão de L4 e L5*.

A quebra na altura de L1, ou L2 na flexão anterior do tronco, que observamos na foto da figura 43-b, *é típica de tensão em PL*. Resulta da *tensão no quadrado lombar*, que, como veremos na figura 46, tem o papel de *ligamento ativo dos ligamentos iliolombares*.

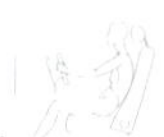

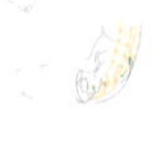

A figura 44 ilustra os efeitos do excesso de tensão na cadeia PL em uma pessoa sentada ao volante do carro, por exemplo. Essa posição favorece a *distensão dos ligamentos iliolombares*, porém é o posicionamento das vértebras lombares que será problemático. A associação entre PL e AM é frequente, particularmente nos adolescentes e jovens adultos do sexo masculino.

As cadeias anteromedianas instalam uma cifose bem longa, com frequência até o nível lombar, acrescida da retroversão ilíaca de PL. O sacro, mantido em contranutação pelos piriformes e por certos músculos do períneo, de AM, leva toda a bacia para a retroversão. *As vértebras, por outro lado, mantidas em flexão anterior umas em relação às outras, aumentam a compressão discal* (figura 45-b). As tipologias combinadas PL-AM constituem terreno fértil para **hérnias discais**.

Figura 45

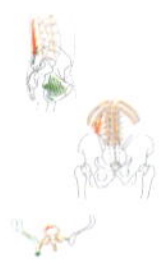

O músculo quadrado lombar pode trazer alívio aos ligamentos iliolombares, que estarão distendidos pela nutação ilíaca e pela dissociação sacroilíaca.

Todos os ligamentos do corpo são duplicados por músculos que por vezes estão lado a lado ou têm simplesmente a mesma direção de fibras e inserções vizi-

Figura 43

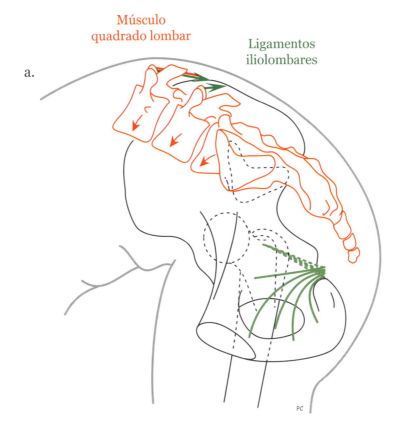

a.

Músculo quadrado lombar

Ligamentos iliolombares

Déficit de anteversão ilíaca por excesso de tensão na PL

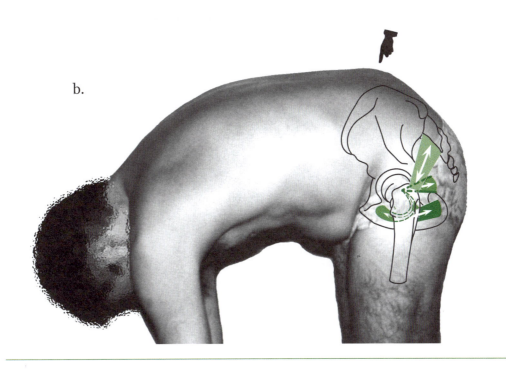

b.

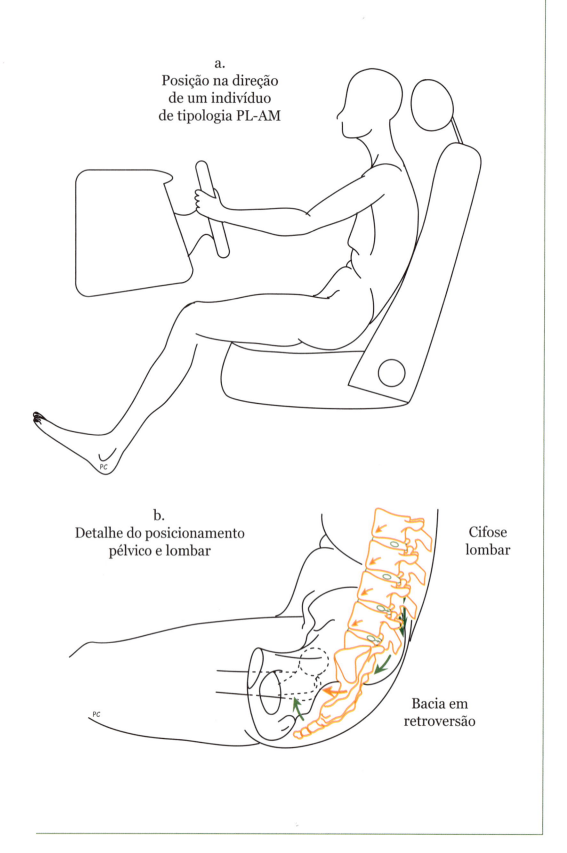

Figura 44

a. Posição na direção de um indivíduo de tipologia PL-AM

b. Detalhe do posicionamento pélvico e lombar

Cifose lombar

Bacia em retroversão

nhas. Diferentemente dos ligamentos, que não são contráteis, os músculos reagem ao estiramento por um aumento do tônus (reflexo miotático) e são capazes, por sua contração, de aproximar as inserções dos ligamentos que "duplicam". Eles têm, assim, o papel de **ligamentos ativos**, protegendo esses ligamentos de uma eventual distensão, tanto mais que são estirados ao mesmo tempo que eles.

Como ocorre com qualquer ligamento, os iliolombares, tensionados pela nutação ilíaca que resulta da rigidez coxofemoral, pedem auxílio a seu ligamento ativo: o quadrado lombar.

É um músculo de AP, cujo feixe mais inferior liga-se intimamente ao ligamento iliolombar que se insere em L4. Esse feixe se insere sobre *o ligamento iliolombar de L4, com a mesma direção de fibras deste e sobre a parte vizinha do lábio interno da crista ilíaca.*

Suas fibras dirigem-se para cima e para a frente, a fim de juntar-se ao *topo das apófises transversas das quatro primeiras vértebras lombares e da 12ª costela.*

Na frente de suas fibras encontram-se outras bem menos carnudas e que vão da 12ª costela às transversas das duas ou três últimas lombares. Mas são principalmente as fibras iliotransversais que nos interessam, por causa de sua inserção sobre o ligamento iliolombar de L4, como visto em dissecção. Elas preenchem todas as condições para desempenhar o papel de *ligamento ativo dos ligamentos iliolombares*, pois ao contrair-se aproximam as inserções, fechando o espaço iliolombar e trazendo alívio à tensão causada por um ilíaco fixado (em consequência da hiperatividade de PL). Para melhor compreender esse papel, é conveniente retomar a ação dessas fibras nos diferentes planos.

No plano sagital, quando a PL é excessiva, o quadrado lombar é coagido a tomar *ponto fixo sobre o ilíaco*, que por sua vez é mantido em nutação e traciona as vértebras lombares para trás, favorecendo a *delordose* (figura 45-a). Essa marca é agravada em posição sentada ou na inclinação para a frente por uma quebra em L3, como ilustrado na figura 43-b.

No plano frontal, com frequência a inclinação lateral é vista como resultado da ação unilateral do quadrado lombar dinâmica. Do ponto de vista da estática, essa inclinação lateral da coluna lombar é compensada mais acima para manter a horizontalidade do olhar e assemelha-se a uma *translação homolateral* (figura 45-b). O tórax não está mais no prumo da bacia, e sim deslocado do lado do quadrado lombar contraído, dando a impressão de *quadril volumoso [grosse hanche]* do outro lado.

Observemos que o grande dorsal, de AL, contralateral favorece também esse "descadeiramento".

Reencontramos essa atitude em certos lumbagos que são apenas resultado da contração do quadrado lombar em reação à distensão dos ligamentos iliolombares. Nesses casos, são chamados lumbagos pélvicos.

No plano horizontal, quando essa ação é unilateral as fibras iliotransversais do quadrado lombar carregam a coluna lombar em *rotação homolateral* (figura 45-c).

Figura 45

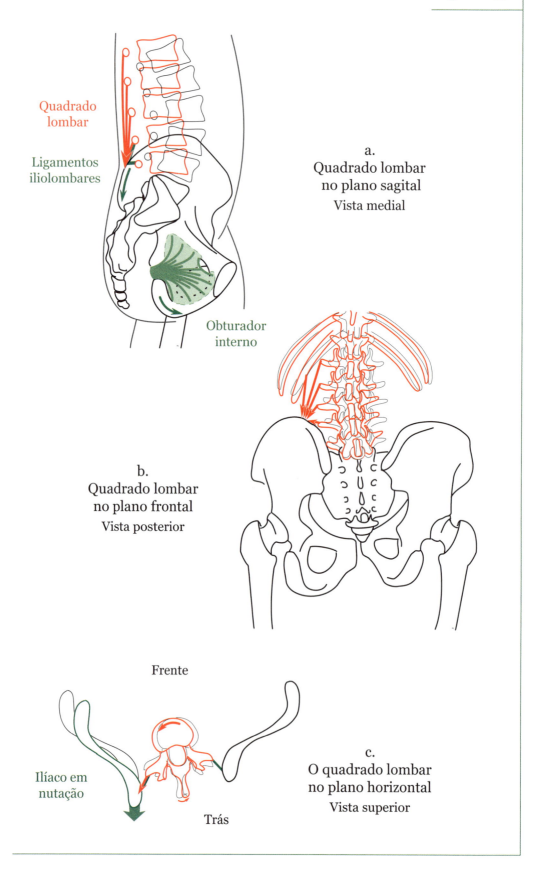

a. Quadrado lombar no plano sagital
Vista medial

b. Quadrado lombar no plano frontal
Vista posterior

c. O quadrado lombar no plano horizontal
Vista superior

Esse fenômeno é excessivamente frequente à esquerda e, particularmente, entre homens jovens. Isso ocorre porque no esquema assimétrico do corpo e da bacia, ligado à disposição visceral (também assimétrica), a PL domina à esquerda. Para convencer-se disso, basta examinar certo número de pessoas em flexão anterior do tronco para constatar a presença de uma *"gibosidade" lombar mais acentuada à esquerda, na maior parte dos casos.*

Somente após termos visto as cadeias anteromedianas compreenderemos os casos inversos, que não são raros.

Em certas situações, por fim, a PL pode ser excessiva dos dois lados.

Figura 46

A nutação ilíaca pode estar na origem de uma falsa desigualdade de comprimento dos membros inferiores.

Para terminar de falar nos efeitos da nutação do osso ilíaco por ação de PL, será preciso lembrar que esta faz subir a cavidade cotiloide, acarretando um *encurtamento aparente do membro inferior do mesmo lado.*

No volume *Cadeias anterolaterais*, vimos que a contranutação favorece um alongamento do membro inferior.

Sabendo que AL domina à direita e PL à esquerda, é preciso nunca negligenciar a possibilidade de uma *falsa desigualdade no comprimento dos membros inferiores devido a uma distorção ilíaca exagerada* – não esquecendo, entretanto, que desigualdades verdadeiras também existem.

Figura 47

Essa figura ilustra a coxartrose expulsiva que pode decorrer de um excesso de tensão nas cadeias posterolaterais.

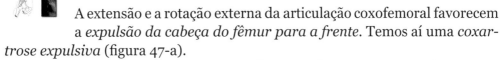

A extensão e a rotação externa da articulação coxofemoral favorecem a *expulsão da cabeça do fêmur para a frente*. Temos aí uma *coxartrose expulsiva* (figura 47-a).

Esse tipo de coxartrose se materializa inicialmente por um *pinçamento polar inferior*, como aquele evidenciado na imagem radiológica da figura 47-b, o qual resulta da abdução do fêmur e da nutação ilíaca combinadas.

Figura 48

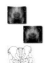

Essa figura permite a comparação entre uma bacia de tipo PL e uma de tipo AL, ilustrando igualmente o esquema assimétrico da bacia mais corrente.

A radiografia da figura 48-a ilustra uma bacia posicionada em AL. Os fêmures estão em rotação interna. As asas ilíacas são abertas

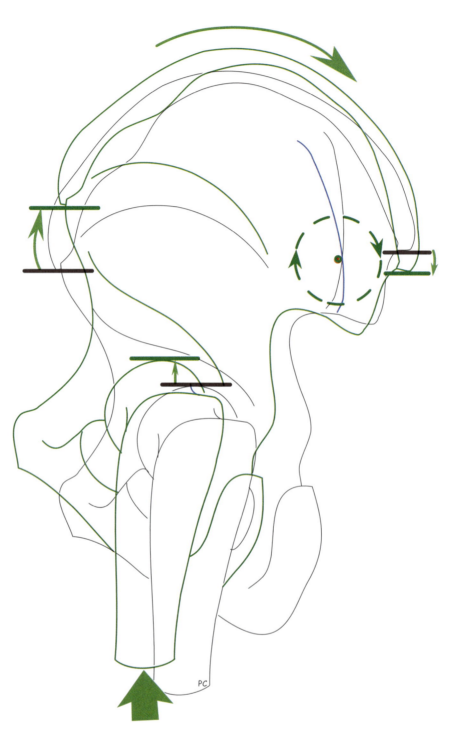

A nutação ilíaca
provoca um encurtamento aparente
do membro inferior

Figura 47

Perfil esquerdo

Frente

Vista superior

Trás

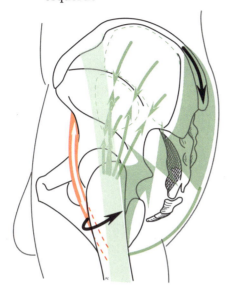
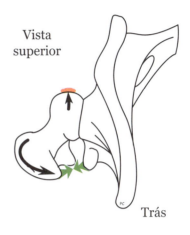

a. A extensão e a rotação externa coxofemoral favorecem a coxartrose expulsiva

Vista posterior

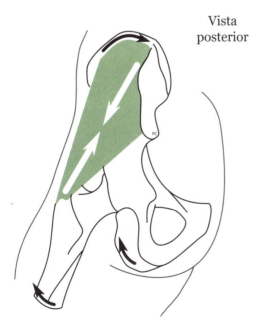
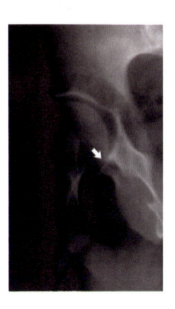

b. A abdução da coxofemoral favorece a compressão polar inferior

Figura 48

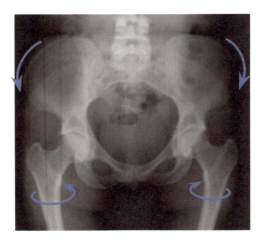

a. Radiografia de uma bacia posicionada em AL

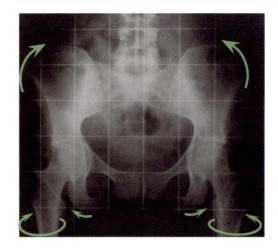

b. Radiografia de uma bacia posicionada em PL

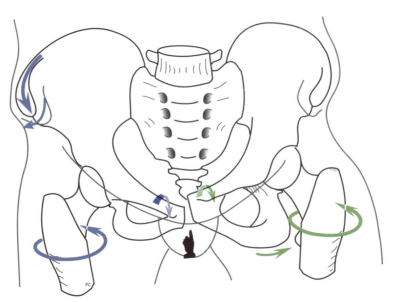

c. Assimetria
AL direita-PL esquerda

no plano horizontal. A contranutação reduz a altura dos buracos obturadores, que aparecem como se fossem "olhos orientais".

A radiografia da figura 48-b mostra a bacia de tipo PL. Os fêmures estão em rotação externa. As asas ilíacas estão dobradas no alto, no plano frontal, e os ísquios estão separados. A posição dos ilíacos faz aumentar o tamanho dos buracos obturadores, o que vai nos mostrar uma bacia de tipo "coruja".

A figura 48-c esquematiza uma combinação AL direita e PL esquerda. Essa frequente assimetria, quando se torna excessiva, favorece uma distorção pubiana, que pode estar na origem de uma forma específica de pubalgia. Em minha prática terapêutica tratei de uma pessoa idosa em que essa distorção avançara até a ruptura das estruturas ligamentares sem causa traumática a registrar. O ramo pubiano direito tinha passado por baixo e por trás do ramo esquerdo. Para completar esse caso raro, essa senhora não acusava dor na região pubiana, mas na sacroilíaca.

As cadeias posterolaterais nos membros inferiores

Num contexto PL, *a fisiologia do conjunto do membro inferior é condicionada pela abdução e rotação externa do fêmur*. Em todos os andares do membro inferior, diferentes músculos reagem – e veremos de que maneira o fazem, lembrando que *a tensão circula de cima para baixo* na PL, enquanto os músculos que a formam trabalham a partir de um *ponto fixo superior*.

Figura 49

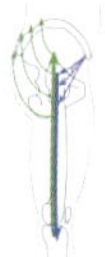

As fibras superficiais do glúteo máximo, como mencionamos na página 18 e na figura 3 (página 19), unem-se à parte posterior do trato iliotibial (fáscia lata) e impõem-lhe uma força de rotação externa que a veicula até a tíbia.

O trato iliotibial (ou fáscia lata, ou banda de Maissiat) estende-se a partir da *aponeurose glútea* em cima até o *tubérculo infracondiliano (ou de Gerdy) sobre a tíbia*, embaixo. Pode-se dizer que ele suspende a tíbia ao ilíaco.

No volume *Cadeias anterolaterais* foi acentuada a importância que damos a esse espessamento da aponeurose femoral em sua parte lateral, pois ele é um *ponto de encontro entre as cadeias AL e PL*. Tal espessamento explica-se, aliás, pelo fato de *essa fáscia veicular as coerções para baixo (de AL), em sua parte dianteira, e as coerções para cima (de PL), em sua parte posterior*.

Por essa razão, voltamos a insistir, essa região é estratégica na harmonização das tensões recíprocas entre PL e AL.

Figura 50

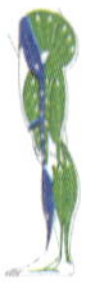

Essa figura, que já vimos no volume *Cadeias anterolaterais* (p. 65), mostra as duas cadeias do eixo relacional no membro inferior.

A tensão circula de cima para baixo na cadeia posterolateral, isto é, passa de músculo para músculo, do mais alto para o mais baixo. Aqui a vemos descrita pela grande flecha verde. As fibras superiores do glúteo máximo de PL (1) tomam ponto fixo no alto e transferem à parte posterior do trato iliotibial (2) uma direção para cima.

O bíceps femoral (2'), também de PL, suspende a cabeça da fíbula (ou perônio) ao ilíaco e, como sua aponeurose se prolonga na dos fibulares (3), faz passar por aí a tensão, que o curto fibular fará, por sua vez, passar para o curto abdutor do quinto artelho (4).

Figura 49

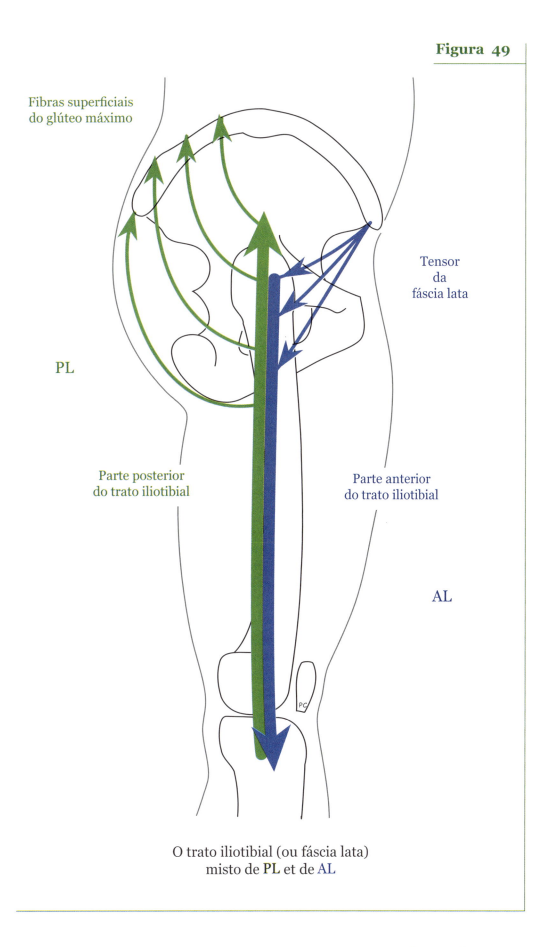

Fibras superficiais do glúteo máximo

PL

Parte posterior do trato iliotibial

Tensor da fáscia lata

Parte anterior do trato iliotibial

AL

O trato iliotibial (ou fáscia lata) misto de **PL** et de AL

Figura 50

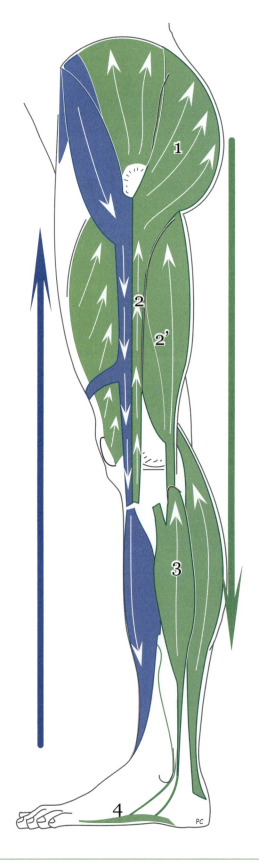

Sentido de circulação da tensão em PL

Sentido de circulação da tensão em AL

Perfil esquerdo

Figura 51

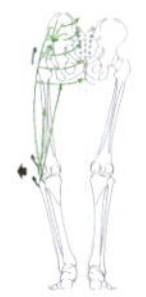

No plano frontal, o joelho varo caracteriza a tipologia PL. O glúteo médio tem papel bem importante nessa marca.

Por meio da aponeurose glútea interposta, *o glúteo médio subtensiona o trato iliotibial* (1). Este veicula uma *força de abdução* até a extremidade superior da tíbia, levando o joelho para fora (2). Esse *joelho varo* de PL deve ser diferenciado do que chamamos falso varo de PM. O varo de PL está associado a uma *rotação externa do joelho*, ao passo que o de PM se associa a uma rotação interna da tíbia. Além disso, em PL, *o joelho está desaferrolhado ou até mesmo em ligeiro flexo*, enquanto em PM ele se combina com um *recurvatum*.

Figura 52

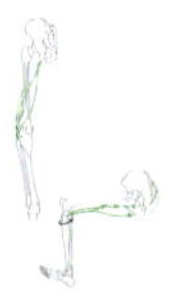

As duas porções do bíceps femoral suspendem a fíbula ao fêmur e ao ísquio, facilitando a rotação externa de todo o conjunto ósseo do membro inferior.

A longa porção do bíceps femoral nasce da *parte externa da tuberosidade isquiática*. Sua curta porção começa na *fáscia intermuscular lateral da coxa; e a metade inferior do lábio lateral da linha áspera do fêmur*, por baixo da porção anterior.

As duas porções se reúnem em um tendão comum que *termina sobre o processo estiloide da fíbula e daí envia duas expansões fibrosas: uma sobre a tuberosidade externa da tíbia e a outra para a aponeurose tibial*.

O bíceps femoral suspende, pois, os dois ossos da perna ao fêmur e ao ilíaco, favorecendo a rotação externa.

Na marcha ou na corrida, com a ajuda do trato iliotibial subtensionado pelos glúteos máximo e médio, *ele leva o esqueleto da perna para a rotação externa excessiva* (figura 52-b).

Figura 53

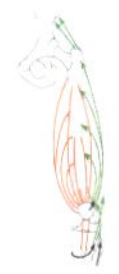

O vasto lateral do quadríceps, que vai do fêmur até a rótula, também faz parte de PL.

Ele nasce na face *anterior e lateral do grande trocanter*, onde está muito ligado ao glúteo médio – ao qual dá prolongamento. Sua inserção se estende até *o lábio lateral da linha áspera do fêmur*, onde é vizinho do bíceps femoral. Suas fibras enrolam-se ao redor da parte lateral do fêmur, para juntar-se às outras porções do quadríceps e fixar-se sobre *a parte lateral da base da patela*.

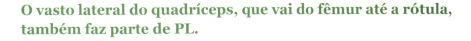

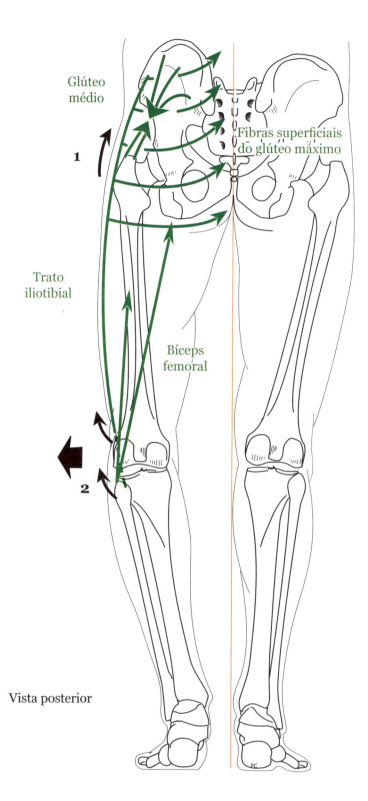

Figura 51

O glúteo médio está fortemente implicado no *genu varum* de PL

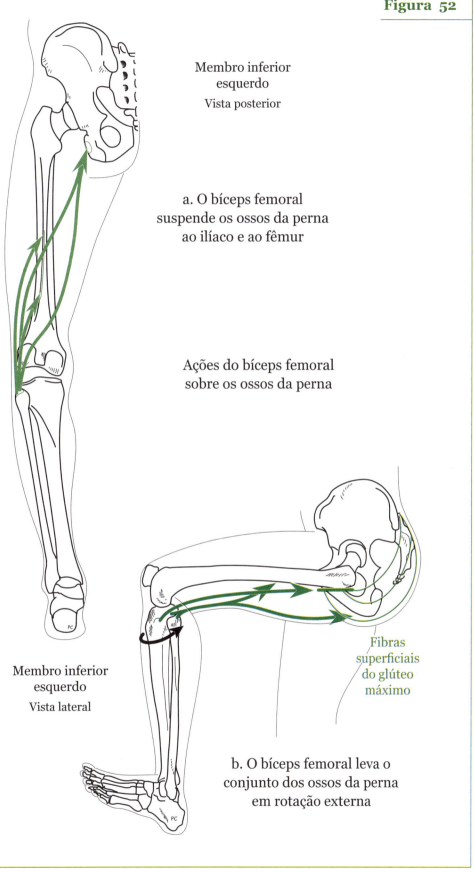

Figura 52

Membro inferior esquerdo
Vista posterior

a. O bíceps femoral suspende os ossos da perna ao ilíaco e ao fêmur

Ações do bíceps femoral sobre os ossos da perna

Membro inferior esquerdo
Vista lateral

Fibras superficiais do glúteo máximo

b. O bíceps femoral leva o conjunto dos ossos da perna em rotação externa

Cadeias posterolaterais

Figura 53

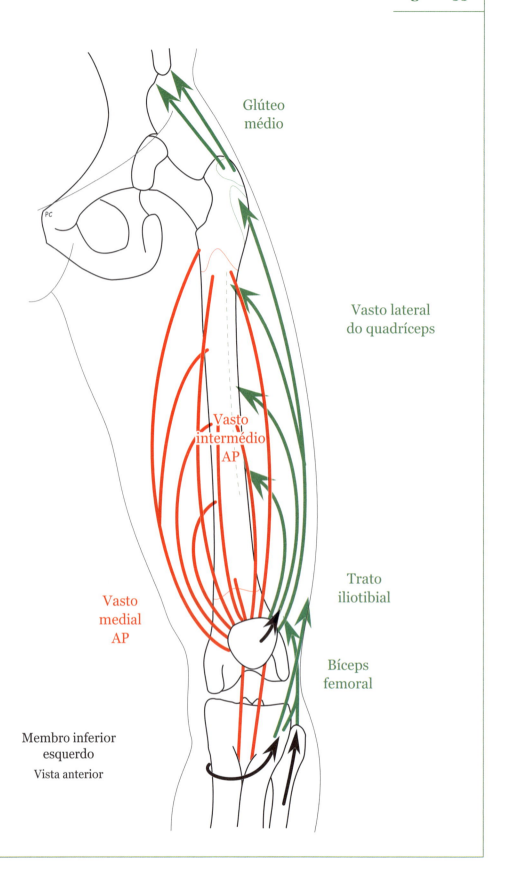

100 Philippe Campignion

Ele puxa a rótula para cima e para fora e, num esquema PL, completa a ação do trato iliotibial (subtensionado pelas fibras superficiais do glúteo máximo), que leva a tíbia em rotação externa, e da porção longa do bíceps, que leva a fíbula para cima.

Figura 54

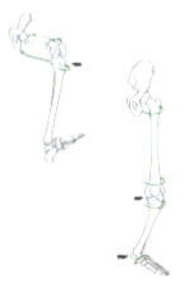

A figura 54 ilustra os efeitos de um comportamento PL sobe a maneira de andar ou correr.

Segundo S. Piret e M. M. Béziers, "todo gesto está marcado de psiquismo". No caso que nos interessa, o impulso de abrir-se para o meio circundante mostra-se também no modo de caminhar ou correr. No passo anterior, além de certa abdução e rotação externa do fêmur, o esqueleto da perna é arrastado em rotação externa (figura 54-a) e o pé, para fora.

É no momento da tomada de apoio e da passagem do passo anterior ao posterior que surge o problema (figura 54-b). Nessa fase do passo, o fêmur permanece em abdução e rotação externa, favorecendo a expulsão anterior da cabeça femoral.

Por outro lado, o varo provoca uma hiperpressão femorotibial medial *que se relaciona, seguramente, com os problemas de menisco frequentes nessa tipologia.*

Para terminar, ao atacar o chão em abdução, o pé se vê contrariado em seu desenrolar fisiológico, com risco de *lesão na articulação subtalar.*

Figura 55

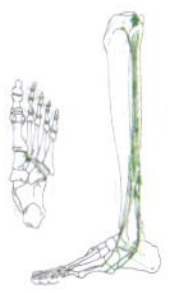

O bíceps femoral solicita a subida da fíbula e faz passar a tensão aos músculos longo e curto fibulares, bem como ao terceiro fibular.

O longo fibular insere-se, no alto, sobre a *parte anterior e lateral da cabeça da fíbula e o terço superior da face lateral desse osso.* Certos autores mencionam um *feixe superior que se insere sobre a face lateral da tuberosidade externa da tíbia* (1). *O longo fibular junta-se embaixo com o maléolo lateral, atrás do qual se inflecte* para dirigir-se em seguida para baixo e para a frente, passando no sulco inferior da tróclea fibular, sob o tubérculo dos fibulares (2), e, enfim, penetrar *sob o cuboide,* na goteira que tem seu nome (3). Ele termina sobre o *tubérculo lateral do primeiro metatarso,* parte plantar.

O curto fibular insere-se sobre *o terço médio, ou sobre os dois terços inferiores da face lateral da fíbula,* assim como sobre *a parte da borda anterior desse osso, que lhe é vizinha* (figura 55-a).

Figura 54

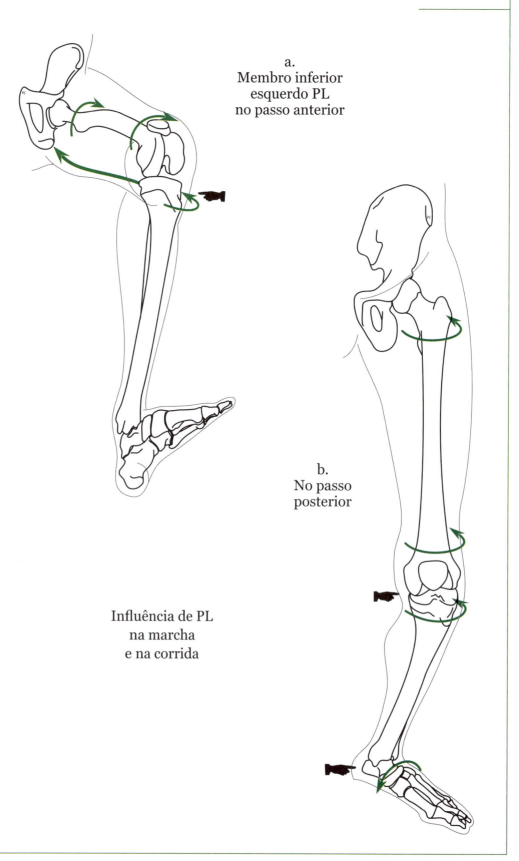

a.
Membro inferior
esquerdo PL
no passo anterior

b.
No passo
posterior

Influência de PL
na marcha
e na corrida

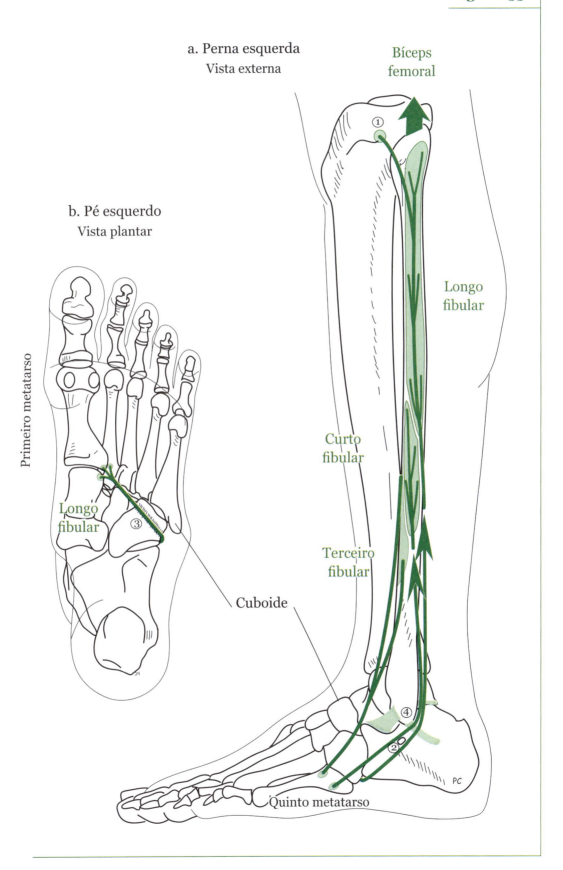

Figura 55

a. Perna esquerda
Vista externa

Bíceps femoral

Longo fibular

Curto fibular

Terceiro fibular

b. Pé esquerdo
Vista plantar

Primeiro metatarso

Longo fibular

Cuboide

Quinto metatarso

Cadeias posterolaterais 103

Ele passa no sulco superior da tróclea fibular antes de *inflectir, também, para trás do maléolo externo*. Em seguida, dirige-se para a frente a fim de terminar sobre *o processo estiloide do quinto metatarso*. Como mostra a figura, *esses dois músculos duplicam e ultrapassam o ligamento lateral externo da tibiotársica* (4).

O músculo terceiro fibular estende-se *da porção inferior da face anterior da fíbula à face dorsal do quinto metatarso*.

Figura 56

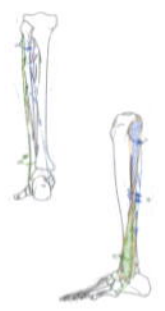

A figura 56-a ilustra um esquema fisiológico no qual ocorre a partilha de território entre AL e PL.

AL, representada pelo **tibial posterior** (auxiliado **pelo solear e pelo flexor do hálux de PM**), *mantém a extremidade superior da fíbula em rotação externa* (56-a1).
O curto e o longo fibulares, de PL, tendem a empurrar para a frente o maléolo lateral atrás do qual eles se inflectem, *fixando assim a extremidade inferior da fíbula em rotação interna* (56-a2). Para tanto, recebem ajuda do **terceiro fibular**, *que solicita esse maléolo para a frente*.

Reencontramos aí a *torção fisiológica* comum a todos os ossos dos membros – mesmo que, nos pormenores, a torção da fíbula seja um pouco mais complexa. Com efeito, ela começa em rotação externa no seu terço superior, *aumenta essa rotação externa em seu terço médio* (56-a3) e volta à rotação interna relativa em seu terço inferior, como vemos na figura 56-b.

Figura 57

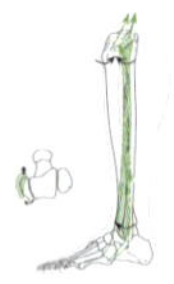

Quando a atividade da PL é excessiva, os fibulares controlam a totalidade da fíbula, a qual fixam em rotação interna.

Ao tentar seguir pela tangente, eles empurram exageradamente o maléolo lateral para a frente. Devido à sua expansão sobre a tuberosidade externa da tíbia, **o longo fibular** *carrega igualmente a extremidade superior dessa fíbula para a frente*, obrigando-a a girar sobre si mesma no sentido da *rotação interna*.
É isso que explica que, nos indivíduos que são ou estão muito em PL, *a cabeça da fíbula esteja saliente para a frente e pouco móvel para trás*. Isso é tanto mais acentuado quando tal excesso de PL está associado a uma carência de AL.

Num contexto PL, *a tíbia está, pois, fixada em rotação externa* pelo trato iliotibial sob indução das fibras superficiais do glúteo máximo e pelo bíceps femoral, enquanto *a fíbula é mantida em rotação interna* pelos fibulares.
O tornozelo mostra-se largo devido à abertura da morsa tibiofibular na parte posterior.

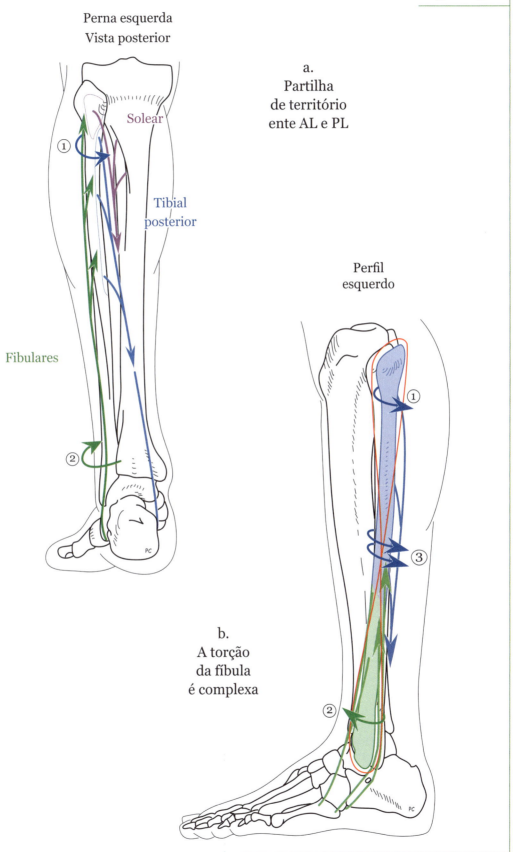

Figura 56

Figura 57

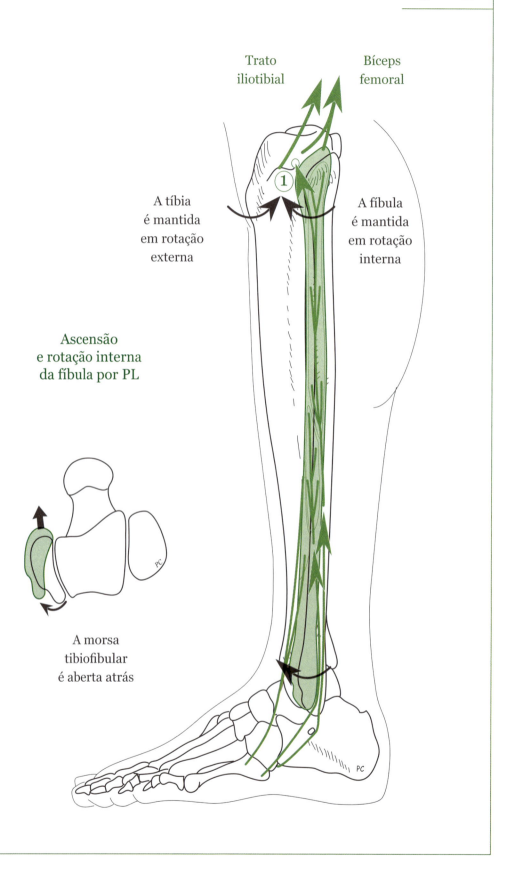

Figura 58

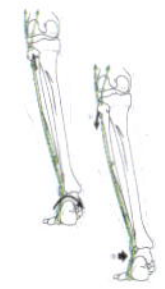

A figura 58-a ilustra a ação dos fibulares sobre os ossos da perna e do pé no plano frontal e a partir do ponto fixo superior que lhes dá o bíceps femoral.

O curto fibular *traciona o quinto metatarso*, enquanto **o longo fibular** *traciona o cuboide sob o qual ele inflecte. Eles tracionam o pé em abdução e pronação* e se opõem, portanto, à supinação deste, constituindo verdadeiros **ligamentos ativos do ligamento lateral externo** (*colateral fibular*) do tornozelo (figura 56-a4).

Quando PL é excessiva, os fibulares favorecem o *valgo do pé*. Numa primeira abordagem, esse valgo nos surpreende – tanto mais que, se os fêmures forem levados ativamente em abdução e os joelhos em varo, os pés tenderão a se deitar em varo. Lembremo-nos de que, no caso que nos interessa, não se trata de um movimento voluntário, mas de um recrutamento de músculos com a finalidade de reequilibrar-se em razão do desequilíbrio induzido no nível do pivô primário da cadeia. Os fibulares, estimulados pela abdução-rotação externa da coxofemoral, tentam salvaguardar a "ancoragem" da borda medial do pé, mais particularmente da base do primeiro artelho.

A figura 58-b mostra os fibulares trabalhando em corda de arco. *Eles acentuam, nesse caso, a inclinação para fora dos ossos da perna* e, por essa razão, *participam ativamente do joelho varo (genu varum)* (figura 58-b1). Vemos essa marca como se fosse um "golpe de machado" no exterior do tornozelo (figura 58-b2).

Figura 59

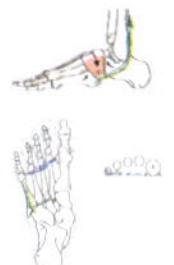

Num esquema fisiológico, o curto e o longo fibulares opõem-se ao achatamento do arco longitudinal lateral.

O curto fibular reforça a ação do ligamento calcaneocuboide plantar impedindo o "bocejo" [*bâillement*] inferior da articulação (figura 59-a).

Isso é possível, porém, apenas se o quinto metatarsiano for mantido em rotação externa pelo **músculo oponente do quinto, de PL,** *assim como pelo* **adutor transverso do primeiro, de AL** (figura 59-b).

O longo fibular *mantém o cuboide em posição de pedra apical do arco longitudinal externo. O cuboide, então, fornece ponto de apoio ao calcâneo, impedindo-o de bascular para a frente* (figura 59-a1).

Figura 58

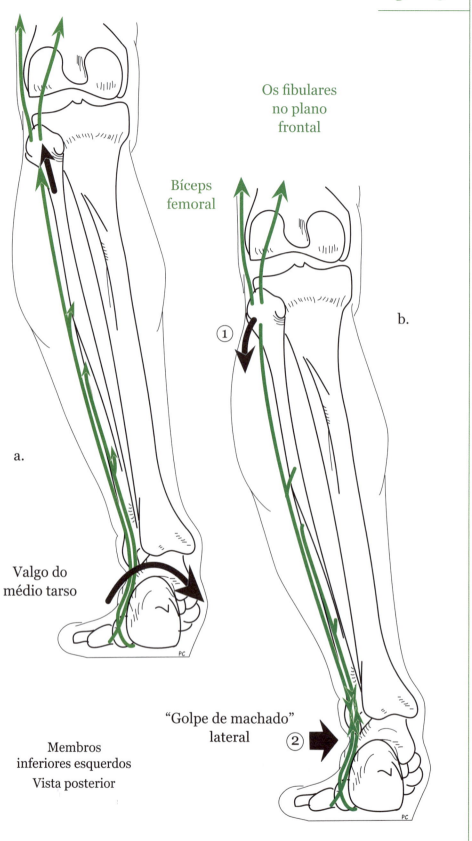

108 Philippe Campignion

Figura 59

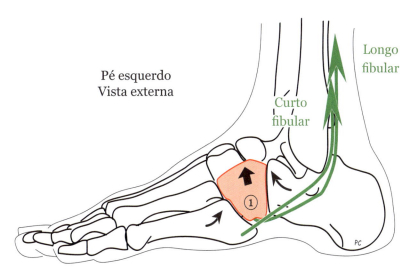

a. O curto e o longo fibulares participam da manutenção do arco longitudinal externo

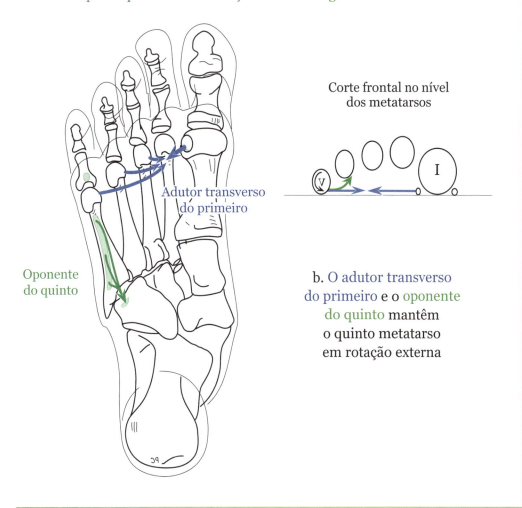

b. O adutor transverso do primeiro e o oponente do quinto mantêm o quinto metatarso em rotação externa

Figura 60

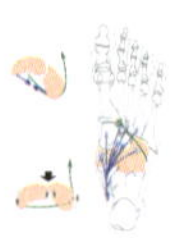

O longo fibular, de PL, e o tibial posterior, de AL, são complementares e comportam-se como verdadeiros ligamentos ativos do arco transversal da abóbada plantar.

É indispensável que, para isso, *o cuboide seja mantido no lugar, relativamente ao navicular, pelo tibial posterior de AL,* para que possa servir de *polia de reflexão* ao longo fibular (figura 60-b), a fim de tracionar sobre o tubérculo lateral da base do primeiro metatarso, assim como sobre o primeiro cuneiforme e o segundo metatarso, aos quais envia suas expansões (figura 60-a). É apenas nessas condições que o longo fibular pode *contribuir para a manutenção do arco transversal da abóbada plantar* (figura 60-b).

A carência de atividade de AL, que frequentemente acompanha o excesso de atividade nas cadeias PL, contraria essa organização e faz que o cuboide *bascule em rotação interna* por ação desse mesmo fibular longo, que faz achatar o arco interno (figura 60-c). O "bocejo" [*bâillement*] inferior da articulação entre o cuboide e o navicular, associado ao valgo global do pé, favorece a instalação de um *pé verdadeiramente chato*.

Figura 61

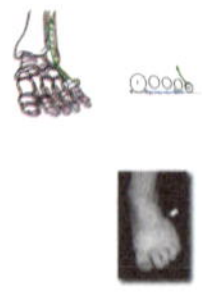

Num esquema PL excessivo, os músculos curto e terceiro fibulares tracionam a estiloide do quinto metatarso (figura 61-a) e o fazem bascular para dentro ou em pronação (figura 61-b).

É sobretudo a carência de atividade dos músculos adutor transverso do primeiro, de AL, e oponente do quinto, de PL, que o excesso de tensão nos curto e terceiro fibulares vai criar a báscula do *quinto metatarso em rotação interna* que observamos nas tipologias PL.

A estiloide desse osso fica então muito saliente na lateral e "transborda" acentuadamente em relação ao cuboide. A foto da figura 61-b evidencia esse *desalinhamento do quinto metatarso,* que é marca corrente de PL.

A palpação do último espaço intermetatarsiano é, com frequência, dolorosa certamente pela reatividade do interósseo plantar de AL, reativo à rotação interna do metatarso e ao "espalhamento" do antepé.

Figura 62

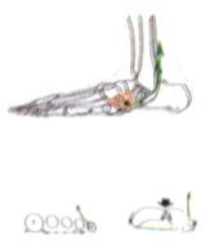

A báscula do quinto metatarso em rotação interna e sua lateralização excessiva comprometerão a manutenção do arco longitudinal lateral.

Figura 60

a. O longo fibular e o tibial posterior

b. Complementaridade AL-PL

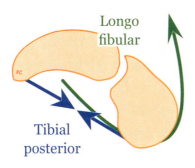

Longo fibular

Tibial posterior

c. Carência de AL e excesso de PL

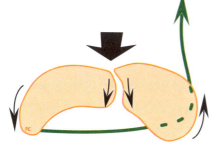

Dupla navicular--cuboide em corte frontal

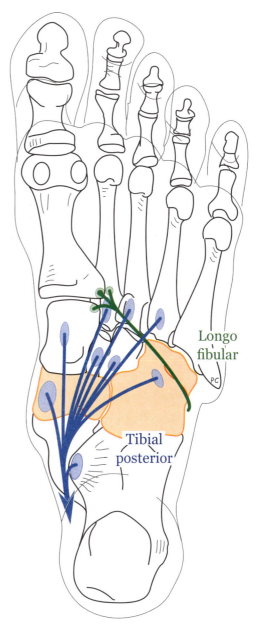

Longo fibular

Tibial posterior

Pé esquerdo
Vista plantar

Cadeias posterolaterais 111

Figura 61

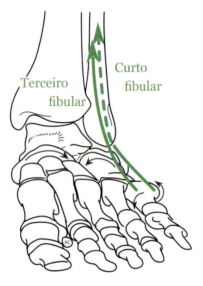

Pé esquerdo
Vista anterior

Terceiro fibular

Curto fibular

a. O curto e o terceiro fibular basculam o quinto metatarso em pronação

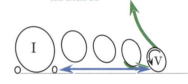

Curto e terceiro fibulares

Corte frontal no nível dos metatarsos

b. O "desalinhamento" do quinto metatarso é uma marca específica de PL

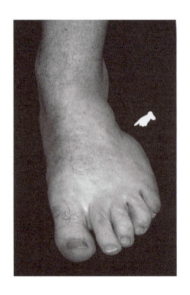

Figura 62

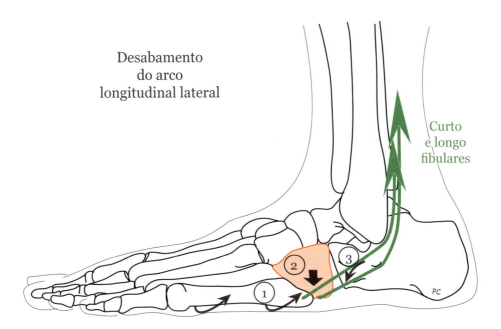

Desabamento do arco longitudinal lateral

Curto e longo fibulares

Arco anterior do pé esquerdo em corte frontal

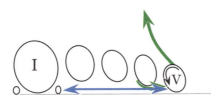

Feixe transverso do adutor do primeiro e do oponente do quinto estendidos

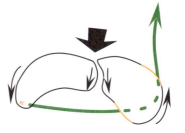

Longo fibular

Corte frontal da dupla cuboide-navicular de um pé esquerdo

O quinto metatarso *bascula para dentro (1) sob a ação do curto fibular quando ele deixa de ser controlado pelo oponente do quinto e pelo feixe transverso do adutor do primeiro.*

O cuboide, *privado do apoio* que lhe dava a base desse quinto metatarsiano, *desaba* mais facilmente ainda porque o longo fibular o arrasta em rotação interna (2), já que não é mais secundado pelo tibial posterior.

O calcâneo, privado do apoio sobre o cuboide, *achata-se anteriormente* (3) e *em valgo* sob a ação do gastrocnêmio externo, como veremos a seguir (figura 63-c).

Aqui, mais uma vez, *sem a carência de atividade dos músculos citados anteriormente, assim como sem a do curto flexor dos artelhos e do quadrado plantar de PM, nada disso seria possível.*

Figura 63

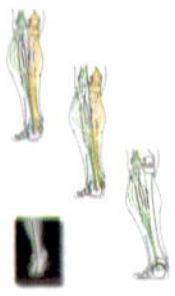

A cabeça lateral do gastrocnêmio, que também faz parte da cadeia posterolateral, age sobre o calcâneo e completa o desabamento do pé em valgo.

A cabeça lateral do gastrocnêmio insere-se, no alto, *sobre o tubérculo supracondiliano lateral* (figura 63-a), unindo-se à cabeça medial do gastrocnêmio, que associamos a AM, com a qual ocupa o plano superficial da parte posterior da perna. As fibras dessas duas cabeças dirigem-se para baixo e para a frente, juntando-se à face posterior de uma aponeurose larga no alto e que corresponde à face anterior desses dois músculos. Essa aponeurose vai afinando gradualmente para baixo, fundindo-se com o solear de PM para formar o *tendão do calcâneo (ou de Aquiles). "Dando continuidade à direção das fibras dos músculos dos quais emana"* (conforme Testut), o tendão do calcâneo termina *sobre a face posterior do calcâneo.*

Do ponto de vista da dinâmica, esses três músculos fazem parte da flexão plantar do tornozelo. São eles que dão forma e volume à panturrilha.

Do ponto de vista da estática, as coisas são um pouco mais complexas. Acreditamos que a *cabeça medial*, que se prolonga nas fibras mais internas do tendão de Aquiles, pode induzir um *varo do calcâneo. A cabeça lateral, por sua vez, que se prolonga nas fibras mais laterais desse mesmo tendão, pode induzir um valgo do calcâneo.*

O músculo plantar deve seu nome ao fato de fundir-se com a aponeurose plantar em numerosos animais, particularmente nos macacos – apesar de não ocorrer no homem. Ele é considerado um músculo auxiliar do gastrocnêmio na flexão plantar. Conduz a tensão à borda medial do tendão de Aquiles e favorece *o varo do calcâneo* a partir de um ponto fixo superior. *Opõe-se, pois, à cabeça lateral do gastrocnêmio, que favorece o valgo.* Esse controle recíproco no seio de uma mesma cadeia não é um caso isolado e, por essa razão, o consideramos um músculo de transferência entre PL, com a qual está em relação por sua inser-

Figura 63

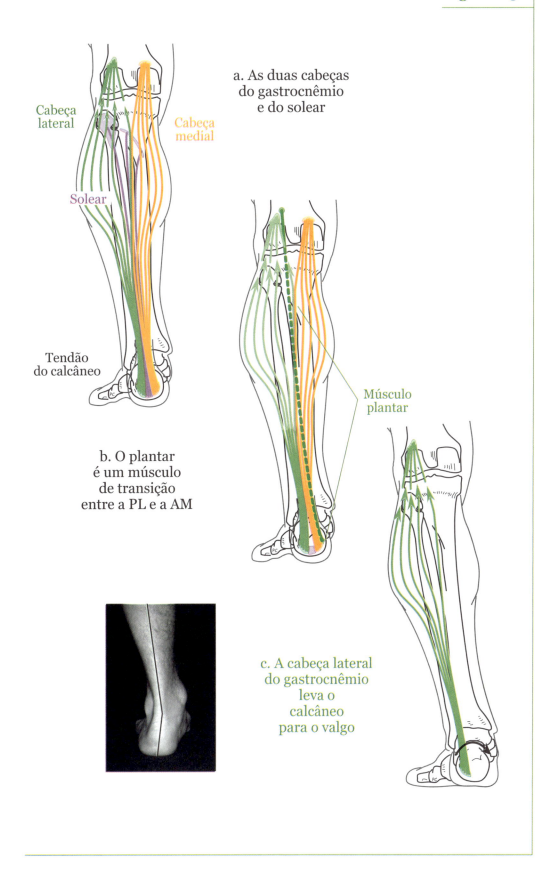

Cabeça lateral
Cabeça medial
Solear
Tendão do calcâneo

a. As duas cabeças do gastrocnêmio e do solear

b. O plantar é um músculo de transição entre a PL e a AM

Músculo plantar

c. A cabeça lateral do gastrocnêmio leva o calcâneo para o valgo

Cadeias posterolaterais

ção superior que se funde com a da cabeça lateral do gastrocnêmio, e AM, à qual ele se junta por sua inserção inferior na parte medial do tendão do calcâneo (figura 63-b).

Lembremo-nos de que *o calcâneo deveria ser mantido em ligeiro varo para satisfazer à torção longitudinal fisiológica do pé, resultado de um varo do retropé associado a um valgo do antepé.*

Quando PL domina, **a cabeça lateral do gastrocnêmio** parece dominar todo o conjunto, pois encontramos, com frequência, *uma báscula do calcâneo em valgo*, completando o achatamento total do pé (figura 63-c).

As duas cabeças do músculo gastrocnêmio têm, por sua vez, um componente de *flexão do joelho* que explica porque, nas tipologias (frequentes) que associam PL e AM, os joelhos ficam em *ligeira flexão*.

O plantar, *contrariado pela supremacia da cabeça lateral do gastrocnêmio, é coagido a mudar seu ponto fixo e pode, ele também, favorecer a flexão do joelho.*

Figura 64

A exposição correta do antepé sobre o chão resulta de uma complementaridade entre os músculos das cadeias AM, AL e PL.

A figura 64 reagrupa todos os músculos que participam da ancoragem da base do primeiro artelho no chão.

O abdutor do hálux, de AM, é seu principal ator. Ele está também muito implicado na torção longitudinal do pé. Estende-se da parte interna da face plantar da tuberosidade calcânea ao sesamoide medial e ao tubérculo medial da primeira falange do hálux.

O bloco oblíquo do adutor do hálux e o longo fibular, ambos de PL, assim como o **feixe transverso do adutor do hálux, de AL**, coordenam a ação *controlando o afastamento do metatarso. Permitem, desse modo, ao músculo precedente "ancorar" a base do hálux sem risco de afastamento exagerado do primeiro metatarso.*

O *hallux valgus*, que é resultado de um excesso de AM e se caracteriza por um afastamento excessivo do primeiro metatarso, corresponde a uma falha desse antagonismo complementar.

A porção oblíqua do adutor do primeiro metatarso *insere-se sobre o cuboide, o terceiro cuneiforme e o terceiro e o quarto metatarsos, juntando-se* **ao bloco transverso de AL** *na altura do sesamoide medial*. É com ele que se fecha o anel PL-AL no nível plantar.

A figura 64-b reagrupa todos os músculos que participam da ancoragem da base do quinto artelho no chão.

O abdutor do quinto artelho, de PL, é seu principal ator. Ele estende-se *da parte lateral da face plantar da tuberosidade calcânea à face lateral da*

Figura 64

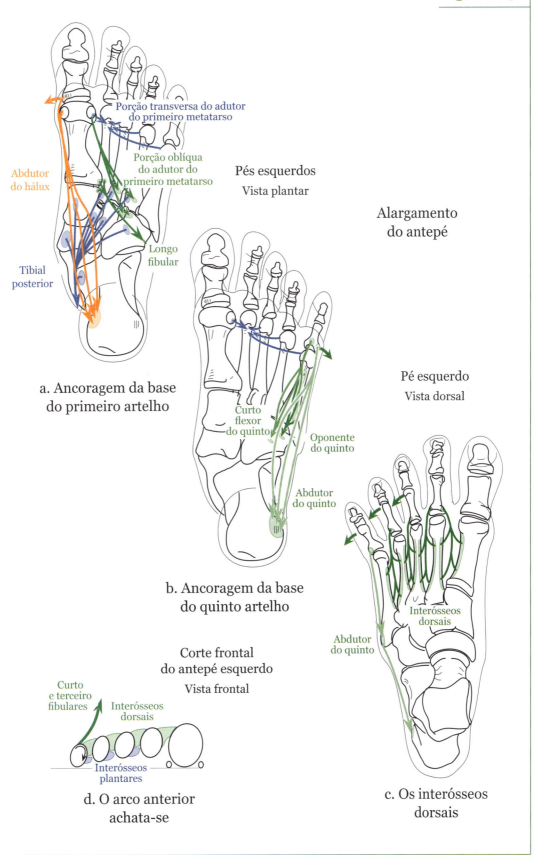

Pés esquerdos
Vista plantar

Alargamento do antepé

Pé esquerdo
Vista dorsal

a. Ancoragem da base do primeiro artelho

b. Ancoragem da base do quinto artelho

Corte frontal do antepé esquerdo
Vista frontal

d. O arco anterior achata-se

c. Os interósseos dorsais

Cadeias posterolaterais 117

base da primeira falange do quinto artelho. Insere-se também sobre o *processo estiloide do quinto metatarso*, o qual recobre. É controlado pelo **oponente e pelo curto flexor do quinto, de PL**, que também é controlado pelo curto e pelo terceiro fibulares. Eles se opõem ao seu afastamento auxiliados pela **porção transversa do adutor do primeiro metatarso de AL**.

A recuperação das possibilidades de afastamento lateral do quinto artelho, como evidenciado por Mézières em sua prática, é extremamente importante no trabalho de refuncionalização da PL, assim como na restauração do equilíbrio geral do pé.

Não podemos falar de alargamento do antepé sem descrever os interósseos dorsais, também de PL (figura 64-c). Eles são quatro e ocupam os espaços entre os metatarsos. Inserem-se sobre as faces laterais dos dois metatarsos que ladeiam um dos espaços e juntam-se à face lateral da base da primeira falange do artelho mais próximo do eixo do pé. *Separam o terceiro e o quarto artelhos ao mesmo tempo que o abdutor do quinto separa o quinto artelho.* São, pois, antagonistas dos interósseos plantares, de AL, que apertam os três últimos artelhos, e aparecem no corte da figura 64-d.

No esquema de PL excessiva que descrevemos aqui, os interósseos plantares, assim como o bloco transverso do adutor transverso do primeiro metatarso e os lumbricais, perdem a partida e não conseguem mais controlar *o arco anterior, que desaba.*

Figura 65

A combinação de todas as ações musculares que acabamos de mencionar contribui para a instalação de um verdadeiro pé chato.

Utilizamos o qualificativo *verdadeiro* para marcar a diferença com o *falso* pé chato descrito na sequência mecânica de AL. O que nos interessa aqui é *o pé que é chato tanto com carga como sem carga*, ao contrário do de AL, que é chato apenas com carga. Lembremo-nos também que o pé chato de AL está associado a um *genu valgum* enquanto o de PL está associado a um *genu varum*.

Em PL, *os arcos transversais do pé são caídos, achatados*, enquanto em AL eles são exagerados, a despeito do valgo global do pé. Em decúbito, *a posição em abdução dos pés* é também característica de PL e diametralmente oposta à posição em adução que caracteriza a AL.

Figura 66

Terminaremos nossa descrição dos músculos da cadeia posterolateral no membro inferior com um resumo de todas as marcas específicas que podem resultar dessa sequência mecânica.

Figura 65

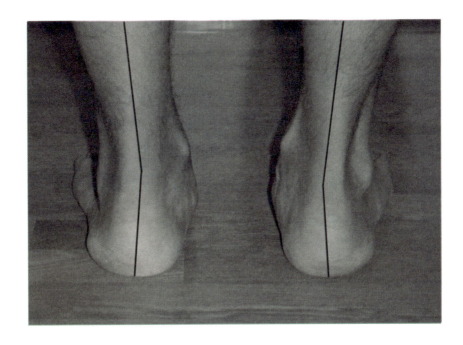

Pés chatos PL

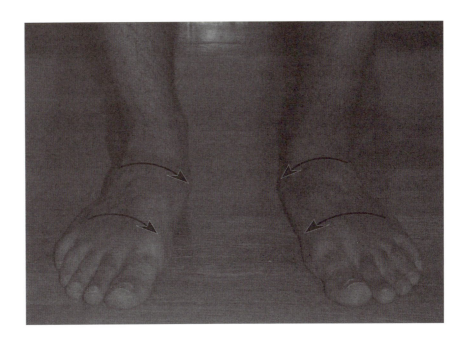

O osso ilíaco está em *nutação* e *fechamento cranial* por *separação dos ísquios*.

A articulação coxofemoral está em *abdução, rotação externa e extensão*, o que pode predispor a instalação de uma *coxartrose expulsiva* que se inicia por um *pinçamento polar inferior*.

O joelho está em varo, em *rotação externa* e, com mais frequência, em *ligeira flexão*. Esse varo deve ser diferenciado do chamado falso varo, encontrado nas tipologias PM, pois está associado a uma rotação interna e a um *recurvatum* da tíbia. Por outro lado, enquanto o varo de PL não é, em geral, corrigido ativamente, o de PM se corrige por uma rotação externa ativa dos joelhos, já ligeiramente desaferrolhados.

Esse varo de PL acarreta uma *compressão femorotibial medial* que pode explicar os frequentes *problemas de menisco* ligados a essa tipologia e até mesmo a instalação de uma *artrose*.

O "bocejo" [*bâillement*] lateral pode facilitar o *alongamento do ligamento colateral fibular do joelho*.

A tíbia está em *rotação externa*, enquanto **a fíbula** está em *rotação interna e ascensionada*.

O pé é globalmente chato e *valgo*, tanto no calcâneo quanto no tarso médio e no antepé. O antepé é *largo e espalhado*.

A foto da figura 66 mostra um joelho varo relativamente acentuado, como o que podemos observar nos indivíduos de tipologia PL.

As marcas colocadas no meio da patela e ao longo da parte superior da crista tibial permitem evidenciar as anomalias de torção nos joelhos. Nesse caso, as duas marcações que deveriam normalmente se situar no meio da largura de cada segmento estão deslocadas para fora, atestando uma rotação externa associada ao varo. Terminamos a descrição anatomofisiopatológica dos diferentes músculos que constituem as cadeias posterolaterais. Ao fim da leitura deste volume, assim como na do volume *Cadeias anterolaterais*, o leitor pode ficar decepcionado por não encontrar, a não ser raramente, tipologias puras. A combinação entre cadeias é o que normalmente acontece nesse complexo jogo de ação e reação.

Agora que já foram vistas as duas cadeias relacionais, será possível descrever as diferentes formas que podem assumir as competições entre PL e AL.

Em certos indivíduos *a AL instala-se globalmente nos membros superiores*, que se mostram enrolados e em rotação interna, *enquanto a PL domina nos membros inferiores*, onde o joelho varo é aspecto frequente.

O contrário também ocorre, quando *AL é visível nos joelhos* sob forma de acentuada rotação interna, da qual resulta o que chamamos falso valgo, *ao passo que a cintura escapular apresenta numerosas marcas de PL*.

As cadeias AL e PL cruzam-se em diferentes lugares do corpo, favorecendo a competição entre os lados esquerdo e direito, como descreveremos adiante.

Figura 66

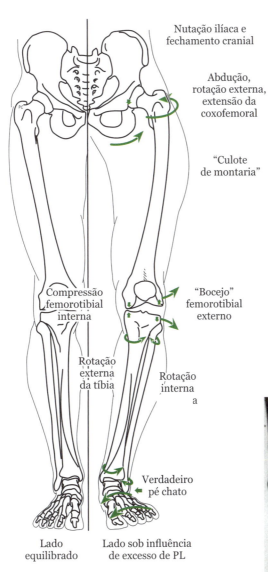

Nutação ilíaca e fechamento cranial

Abdução, rotação externa, extensão da coxofemoral

"Culote de montaria"

Compressão femorotibial interna

"Bocejo" femorotibial externo

Rotação externa da tíbia

Rotação interna a

Verdadeiro pé chato

Lado equilibrado

Lado sob influência de excesso de PL

Seqüência mecânica PL no membro inferior

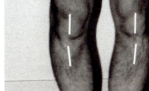

Joelho varo de PL

Cadeias posterolaterais

Figura 67

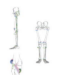

Em numerosos casos, o "campo de batalha" onde se dá a competição entre AL e PL é o membro inferior. O joelho é a grande vítima.

Os fêmures são suspensos aos ilíacos por músculos monoarticulares em sua maioria – alguns de AL, outros de PL.

A tíbia e a fíbula são igualmente suspensas ao ilíaco, porém por músculos pluriarticulares – alguns de AL, outros de PL.

Quando AL se mostra mais forte no nível das coxofemorais, a PL reage e frequentemente recupera o domínio nos ossos da perna. **A AL que domina na região do fêmur fixa-o globalmente em rotação interna.**

A PL, contrariada em seu feudo pela rotação interna do fêmur, reage fazendo uma ponte por cima desse fêmur (por assim dizer) e recupera para si os ossos da perna, fixando-a em rotação externa global.

O músculo poplíteo, de PM (figura 67-b), reage normalmente como *ligamento ativo* da articulação do joelho, opondo-se ao mesmo tempo à imposição em rotação interna relativa da extremidade inferior do fêmur e à imposição em rotação externa da extremidade superior da tíbia.

Essas imposições em torção sobre a articulação do joelho permitem, de certo modo, "parafusar o fêmur na tíbia" enquanto o músculo poplíteo "contraparafusa", contribuindo para a estabilidade dessa articulação.

Em casos de competição entre AL e PL como o descrito anteriormente, essa torção é excessiva e tensiona o músculo poplíteo, que entra em reação e torna-se doloroso. A saliência desse músculo no cavo poplíteo leva por vezes ao diagnóstico equivocado de *cisto poplíteo*.

Figura 68

A competição entre AL e PL perturba também a dinâmica do joelho na marcha ou na corrida. Voltaremos àquilo que já foi mencionado na figura 54 sobre a dominância PL nos membros inferiores, a fim de tornar mais preciso o resultado de uma competição PL-AL.

No passo anterior (figura 68-a), a rotação externa do fêmur e a ligeira rotação interna da tíbia que observamos num esquema fisiológico são contrariadas. No caso de competição, ocorre exatamente o inverso.

No passo posterior (figura 68-b), quanto maior for a retração de AL no nível da articulação coxofemoral mais o fêmur será levado para a rotação interna. Ao mesmo tempo, os ossos da perna são mantidos exageradamente em rotação externa sob influência de PL.

Portanto, o esquema fisiológico é exagerado, e o côndilo interno é coagido a "derrapar" para trás sobre o platô tibial. As fricções ante-

Figura 67

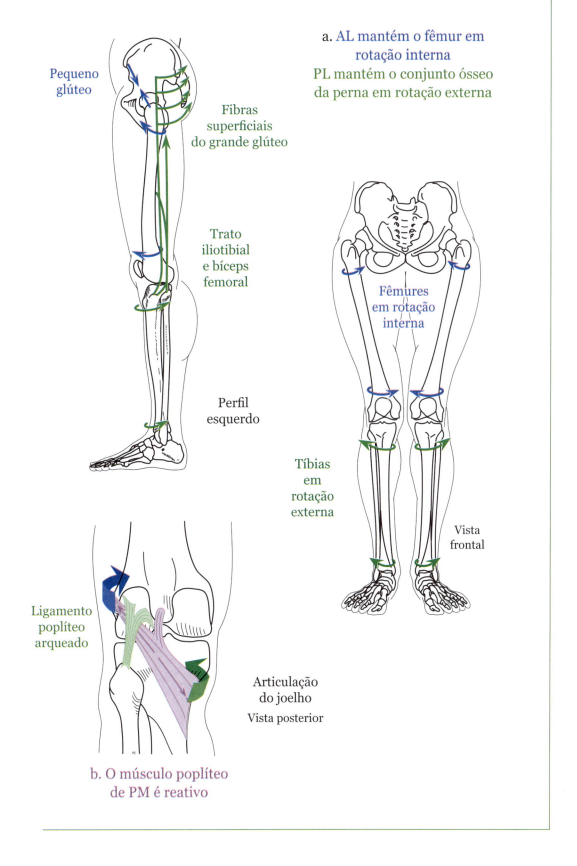

a. AL mantém o fêmur em rotação interna
PL mantém o conjunto ósseo da perna em rotação externa

b. O músculo poplíteo de PM é reativo

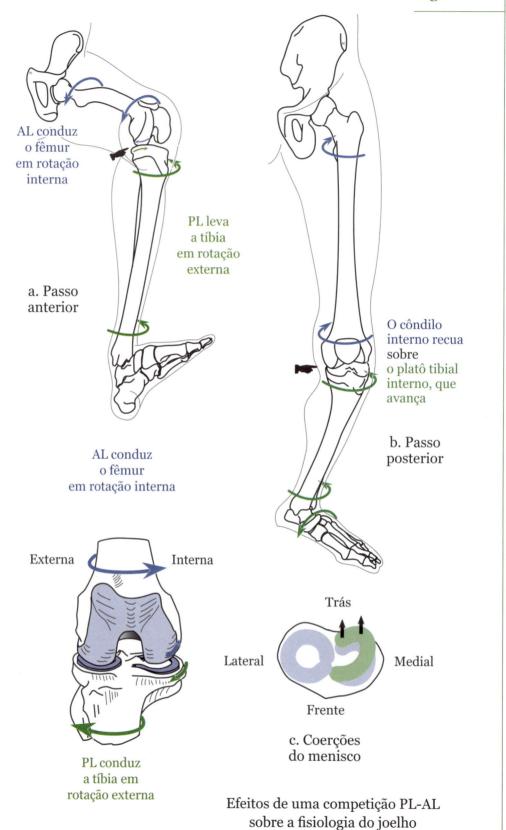

Efeitos de uma competição PL-AL sobre a fisiologia do joelho

roposteriores decorrentes, agravadas pelo apoio maior sobre o platô tibial medial por causa do varo, predispõem às fissuras e, até mesmo, *ao descolamento do corno posterior do menisco medial*, como mostrado na figura 68-c.

Figura 69

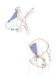

PL e AL partilham os ilíacos, dando-lhes sua torção fisiológica. A figura 69-a põe em evidência essa complementaridade numa judiciosa "partilha de território", que o terapeuta procurará restabelecer na medida do possível.

Mantendo a extremidade superior do fêmur em rotação externa, os pelvitrocanterianos de PL dão ponto fixo às fibras mais anteriores do pequeno glúteo e do glúteo médio (porção de AL), a fim de abrir e expor a asa ilíaca no plano frontal.

Devido à tração que exercem sobre os ísquios, esses pelvitrocanterianos facilitam a rotação interna do ramo isquiopubiano. Essa partilha de território entre as cadeias serve de guia às intervenções do terapeuta cadeísta, que deve sempre buscar restabelecer a complementaridade.

Essa vista superior chama a atenção para o cruzamento da linha diretriz da crista ilíaca (1), oblíqua para fora e para a frente, com a do ramo isquiopubiano (2), oblíqua para dentro e para a frente.

A figura 69-b mostra, em vista de perfil, a imagem do "oito" das torções do ilíaco. Esse "oito", que é como um círculo torcido sobre si mesmo, permite visualizar e integrar em si a torção desse osso. A observação mais aprofundada do ilíaco revela que seu ponto de torção máxima está situado atrás e acima da cavidade cotiloide, criando uma zona de resistência em frente da cabeça femoral, sobre a qual se apoia o ilíaco.

Observamos com frequência ilíacos abertos e expostos no plano frontal, por ação de AL, enquanto os fêmures e o restante dos membros inferiores estão em rotação externa sob o domínio de PL.

O inverso é possível, com os ilíacos em nutação por uma ação de PL e os fêmures mantidos em rotação interna por AL.

Finalmente, pode acontecer que o ilíaco sofra as tensões antagonistas de PL e AL. O pequeno glúteo, de AL, permanece em sua posição; o mesmo acontece com o quadrado crural, de PL. Nenhum dos dois cede, preferem amplificar sua ação. Isso termina em um exagero da torção do ilíaco e em uma grande rigidez da articulação coxofemoral. A observação de indivíduos que apresentam esse quadro mostra, na marcha, uma tendência a caminhar em pequenos passos.

Esta lista não é exaustiva, mas já permite ver a variedade e a complexidade das formas de "partilha de território" entre cadeias antagonistas, quando estas não jogam o jogo da complementaridade.

A compreensão desses mecanismos com base em uma leitura precisa da linguagem corporal possibilita a adequação do tratamento ao terreno de cada um. Quanto mais fastidioso, mais apaixonante se revela esse trabalho.

Chegamos ao termo da descrição da sequência articular das cadeias posterolaterais. Resta-nos colocar no devido lugar os princípios de tratamento específicos para essas tipologias.

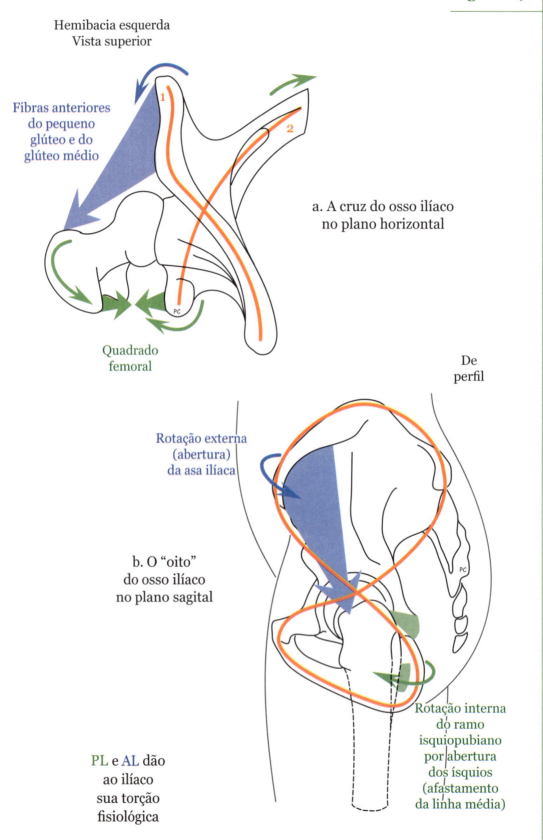

Figura 69

126 Philippe Campignion

Terceira parte

Princípios de tratamento

O método G.D.S. estabelece claramente o elo entre a expressão corporal e o comportamento, associando-lhes os aspectos orgânicos e energéticos.

A referência a certos princípios da medicina chinesa serve para melhor compreender essas interações entre os diferentes níveis.

A medicina chinesa atribui grande importância aos problemas energéticos, que estariam na origem da maior parte de nossos males. A má nutrição, no sentido amplo, seria uma das causas mais frequentes. Os fatores climáticos também teriam seu papel. As dificuldades psicológicas e de adaptação às situações difíceis seriam tão-somente consequência desses problemas energéticos.

A relação entre as cadeias posterolaterais e a zona energética do fígado e da vesícula biliar não carece de demonstração. O fígado tem papel importante na eliminação dos dejetos. Durante o exercício físico, o sangue circula abundantemente pelo corpo. No repouso, ele volta ao fígado, que drena as toxinas.

A acidez é o sabor que corresponde ao fígado. Quando é excessiva, pode prejudicar, além do próprio fígado, sobretudo o pâncreas, que ele controla. O fígado "ataca" o pâncreas, e o controle se transforma em dominação de um lado e submissão de outro. Do ponto de vista dos sintomas, o estômago é uma das primeiras vítimas.

O aumento da acidez global do organismo (**acidose**) favorece uma *hiperexcitabilidade muscular*, origem de numerosos lumbagos e de outros espasmos musculares. O *infarto do miocárdio* pode ser acrescentado ao quadro clínico possível entre as predisposições de um terreno PL. Talvez seja por isso também que a medicina chinesa associa o músculo (tecido muscular) à área energética do fígado e da vesícula biliar.

A alimentação equilibrada é fator importante na prevenção dos desequilíbrios energéticos.

Vamos nos deter novamente sobre o ciclo de engendramento e sobre o ciclo de controle que propõe a medicina tradicional chinesa, a fim de redefinir seus mecanismos antes de os transpor a uma visão mais "mecanicista" das cadeias musculares.

Figura 70

A figura 70-a ilustra o ciclo de engendramento e o ciclo de controle, do ponto de vista energético, tal como descritos na medicina tradicional chinesa.

O círculo ilustra o que chamamos ciclo de engendramento: descreve o sentido de circulação da energia de um compartimento energético para o outro, passagem que responde a um ciclo sazonal, mas também a um ciclo diário.

A energia passa da zona energética do fígado para a do coração e, daí, para a do pâncreas; do pâncreas passa para a do pulmão, dessa para a do rim e, então, para a do coração.

O mesmo vale para o equilíbrio entre as cadeias, que só existe na alternância. A tensão deve poder passar de cadeia em cadeia. Essa passagem não se faz segundo o mesmo esquema, e os meridianos também não correspondem necessariamente ao trajeto das cadeias.

A estrela descreve o ciclo de controle. Cada área energética exerce um controle sobre outra bem precisa. As modalidades desse controle de umas sobre as outras são as mesmas que regem o antagonismo-complementaridade entre as cadeias.

Esses dois ciclos, que explicam os mecanismos de harmonização dos cinco elementos, estão intimamente ligados: cada elemento possibilita àquele que é controlado por ele na estrela engendrar o elemento seguinte no círculo.

A figura 70-b ilustra, do ponto de vista biomecânico, o controle recíproco entre as diferentes cadeias musculares. Fisiologicamente, as cadeias controlam-se segundo um esquema bem preciso, que nos leva de volta às noções de **residência** e **feudo**, explicadas no volume *Aspectos biomecânicos – Cadeias Musculares e Articulares, Método G.D.S. – Noções básicas*.

Cada cadeia instala seu feudo na residência de outra, a fim de controlar sua atividade. PL controla AM, AM controla PM, PM controla PA, PA controla AL, AL controla PL.

As flechas que descrevem esse controle são invertidas se comparadas ao esquema da figura 70-a, para mostrar a tração que exerce cada cadeia sobre aquela que controla.

A cadeia AP, que liga a parte de trás com a da frente, o alto com o baixo, interpõe-se entre a cadeia que controla e aquela que é controlada, como um elástico, a fim de dar ritmo a esse controle.

Essa estrela ilustra com precisão uma das estratégias que utilizamos para restabelecer a pentacoordenação entre as cadeias, servindo de modelo para um trabalho de refuncionalização das cadeias.

Figura 71

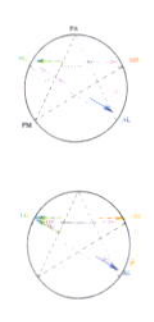

Cada cadeia forma, com suas duas antagonistas diretas, um triângulo. Vamos concentrar-nos no triângulo cuja ponta é dada por PL e a base é formada por AL e AM. Falaremos dele como sendo o triângulo PL.

A figura 71-a mostra o controle ideal: AL *controla* PL *em sua residência (membro superior), instalando seu feudo nos ombros.*

Figura 70

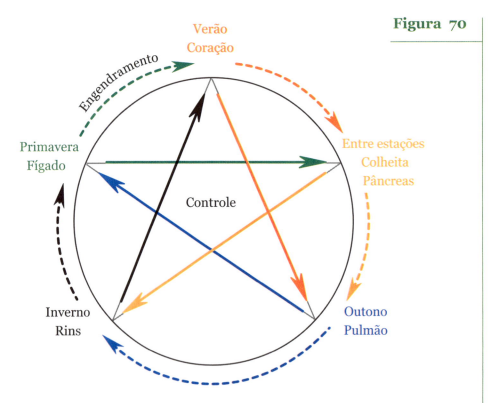

a. O ciclo de engendramento (círculo)
e o ciclo de controle (estrela),
do ponto de vista da energética chinesa

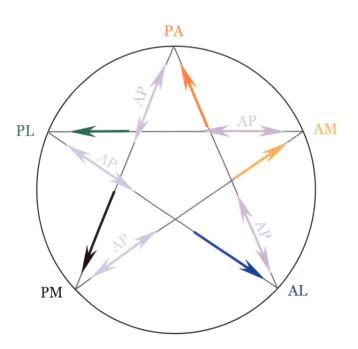

b. A pentacoordenação entre as cadeias,
do ponto de vista biomecânico

São as fibras ilíacas do grande dorsal, de AL, que garantem esse controle, mantendo os ombros "apoiados", por assim dizer, sobre a pelve e freando a tendência natural do trapézio superior, de PL, que é levantá-los exageradamente.

PL estabelece seu feudo na residência de **AM** *(bacia), para melhor controlá-la.*

O quadrado femoral, o obturador interno e os dois gêmeos, de PL, controlam a separação entre os ísquios, impedindo o transverso do períneo, de AM, de apertá-los exageradamente.

PL está intensamente envolvida na torção do fêmur, cuja extremidade superior ela coage a manter a rotação externa.

A figura 71-b mostra o caso de um excesso de PL. O controle exercido fisiologicamente sobre AM transforma-se em *dominação*, ao passo que o controle que Al exerce sobre PL pode se inverter.

A **AP** feita refém é, com frequência, vítima desse antagonismo tornado dualidade (duelo) e fixa-se progressivamente.

Do ponto de vista puramente mecânico, esse desequilíbrio pode ser o início de diferentes esquemas de desestruturação. A dominância de PL pode suscitar a reação de AL ou de AM.

As escaladas de tensão entre PL e AL são mais frequentes, pois essas duas cadeias prolongam-se uma na outra, cruzando-se em diferentes lugares do corpo. Como mencionamos anteriormente, a partilha de território pode assumir grande variedade de formas.

Quando AM é dominada por PL, o processo de desestruturação que daí decorre segue outra via. Pode até acontecer de essa AM maltratada pela PL chamar AL em seu socorro para ajudá-la a frear os "ardores" de PL. A competição pode exprimir-se então por todos os lados ao mesmo tempo, e as três estruturas entram em escalada de tensão.

Figura 72

As escaladas de tensão entre PL e AL ocorrem com frequência em linha cruzada, e a tensão passa da PL esquerda para a AL direita.

A figura 72-b mostra a continuidade das fibras entre a aponeurose do grande glúteo de PL e a do grande dorsal de AL contralateral. Esse entrecruzar de fibras oblíquas saídas das aponeuroses dos grandes dorsais e dos glúteos máximos constitui a camada superficial da massa comum que serve de tendão comum aos músculos das goteiras vertebrais.

A figura 72-c mostra um dos possíveis processos de desestruturação a partir do caso frequente de um excesso da PL esquerda na bacia: a tensão da PL esquerda exprime-se por uma ciatalgia crônica (1) e pode propagar-se para a AL direita através do grande dorsal, favorecendo uma periartrite escapuloumeral direita (2). A tensão pode, então, ganhar os elementos

Figura 71

a. Ciclo de controle

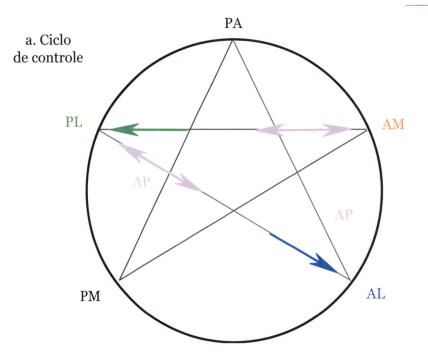

Idealmente:
AL controla PL e PL controla AM

b. Dominação da PL

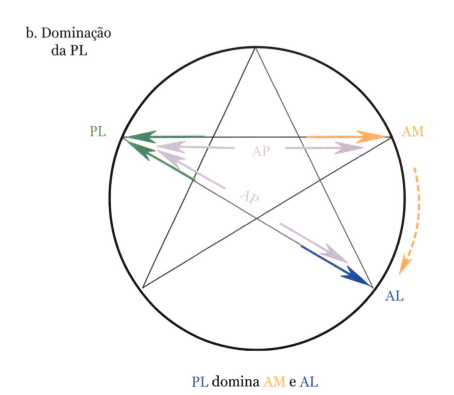

PL domina AM e AL

miofasciais do membro superior direito (3), em seguida a região cervical direita (4) e, finalmente, a esquerda...

Notemos que *o grande dorsal é uma via de passagem da tensão frequentemente utilizada nos processos de desestruturação do corpo.*

O trabalho de reestruturação da massa pélvica tem lugar importante no tratamento. A *instabilidade sacroilíaca*, resultante da fixação em mutação dessa articulação, está frequentemente implicada no processo de fragilização do aparelho locomotor. As recidivas dos bloqueios decorrentes são apenas mecanismos de defesa, na intenção de proteger os ligamentos.

Essa instabilidade sacroilíaca depende do *grau de "desencastramento" do sacro*, determinado pelas variações de sua inclinação entre os ilíacos. *Quanto mais horizontal é o sacro, mais suscetível de "desencastrar"* por efeito das imposições da gravidade transmitidas pela coluna vertebral, suportada pelo sacro. A atividade das cadeias posteriores e medianas está diretamente implicada nessa instabilidade.

As cadeias posterolaterais, que nutam os ilíacos, reforçam essa tendência, como a gota de água que faz transbordar o copo. "Acalmar o ardor" dessas cadeias é uma *prioridade* para o terapeuta praticante do método G.D.S.

A liberação das coxofemorais e, sobretudo, a reaprendizagem de uma boa utilização destas nos gestos da vida cotidiana completarão esse trabalho de estabilização das articulações sacroilíacas.

Voltando à figura 26, a dobradiça cervicodorsal, assim como a região vertebral de C7 a D4, contribui pela ação dos trapézios médios e romboides, vítimas da assimetria escapular. Estes são obrigados a compor com a AL, que domina à direita, e a PL, que domina à esquerda, e isso acarreta frequentes desalinhamentos vertebrais.

A liberação dessa região não poderá ser obtida sem a normalização das tensões AL-PL nos membros superiores.

O quadro clínico resultante de uma escalada de tensão entre PL e AL é, na maior parte das vezes, caracterizado por forte assimetria, facilitada pelo cruzamento dessas duas cadeias no tronco. Não é necessário trabalhá-las bilateralmente; muitas vezes, basta passar da hemibacia esquerda à hemibacia direita e depois ao membro superior direito.

Os músculos que compõem as cadeias posterolaterais são, em sua maioria, mais reflexos que os de AL. As manobras serão, pois, diferentes. Os traços cortantes sobre a pele e no trajeto dos músculos, assim como **as contrações isométricas**, são os recursos mais adequados. **As raspagens** sobre o trajeto da PL também não devem ser desprezadas, constituindo ajuda eficaz na drenagem.

De um ponto de vista mais geral, **a qualidade da pele é bastante reveladora do equilíbrio entre PL e AL.** *A pele gordurosa* faz parte do quadro clínico característico da dominância de PL, e a pele seca é mais característica de AL.

Figura 72

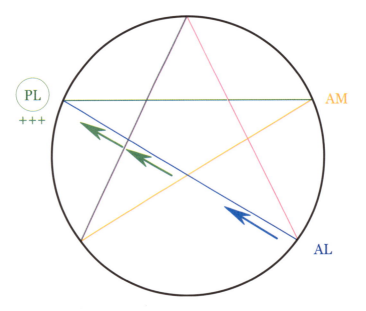

a. Dominância de PL

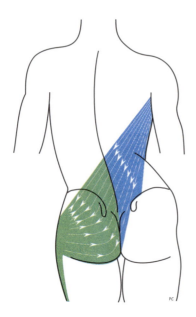

b. Entrecruzamento das
fibras do glúteo máximo
e do grande dorsal

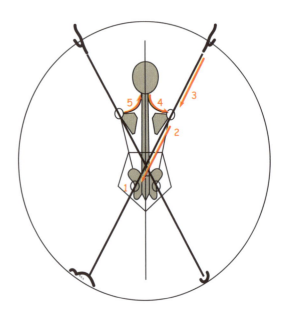

c. Esquema de desestruturação
a partir de uma PL esquerda
na bacia

134 Philippe Campignion

AL reage com frequência ao excesso de PL mediante rinites e, até mesmo, alergias.

Para terminar, lembremo-nos que **o antagonismo-dualidade entre PL e AL é com frequência posto em destaque na primavera ou no outono** – suas respectivas estações, voltando à medicina tradicional chinesa.

Figura 73

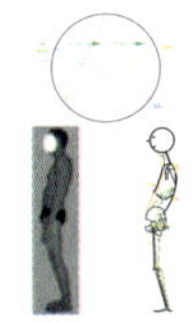

As combinações entre PL e AM são frequentes. Ambas estão intimamente ligadas em diferentes lugares do corpo, em particular na bacia, que é ao mesmo tempo residência de AM e feudo de PL.

A competição entre essas duas cadeias com frequência escolhe o períneo como campo de batalha, sobretudo no plano frontal. O afastamento dos ísquios, descrito na figura 35, distende transversalmente o períneo, e isso constitui um terreno de predisposição a uma forma de incontinência urinária. Não me estenderei sobre esses problemas de períneo neste volume, deixando-os para o volume dedicado à AM.

PL e AM têm um músculo comum: o piriforme. Este favorece a passagem de tensão de PL para AM, assim como de AM para PL.

A AM contrariada pela PL no plano frontal da bacia compensa, frequentemente, controlando o sacro no plano sagital. O sacro permanece fixado em posição vertical pelos piriformes, associados aos músculos longitudinais do períneo. Em consequência, toda a pelve fica em retrobáscula, pois os ilíacos já estavam em nutação por ação da PL.

Em geral, AM não para por aí, acentuando sua ação no seu feudo, isto é, no esterno. A marca resultante de "tórax em funil" é, às vezes, impressionante.

Ainda que isso possa parecer surpreendente ou até mesmo bizarro para o neófito, o trabalho sobre a bacia é indispensável no tratamento dessa deformidade. Somente devolvendo uma parte do plano frontal para a AM em sua residência (na bacia) poderemos esperar acalmá-la no plano sagital, particularmente no seu feudo.

Podemos encontrar o mesmo esquema no crânio e na mandíbula. Os ossos temporais estão abertos (expostos) no plano frontal ao mesmo tempo que a mandíbula está em retração no plano sagital.

As tipologias combinadas PL-AM, cujas ações musculares são ilustradas pela figura 73-b, associam uma exposição frontal (abertura) a um enrolamento no plano sagital.

Pedimos à pessoa que aparece na foto que colocasse os pés paralelos, a fim de tornar mais visível o arqueamento global do corpo, típico de uma PL.

A báscula posterior associada ao enrolamento do tronco favorece uma inversão de curva lombar propícia à hérnia discal.

A retomada do equilíbrio, necessária devido à báscula posterior do tronco, obriga a coluna cervicodorsal a se flectir para a frente. A vértebra mais saliente da cifose – que, fisiologicamente, é D8 – desloca-se por vezes até D6. O desgaste mecânico dessa região dá origem a dores.

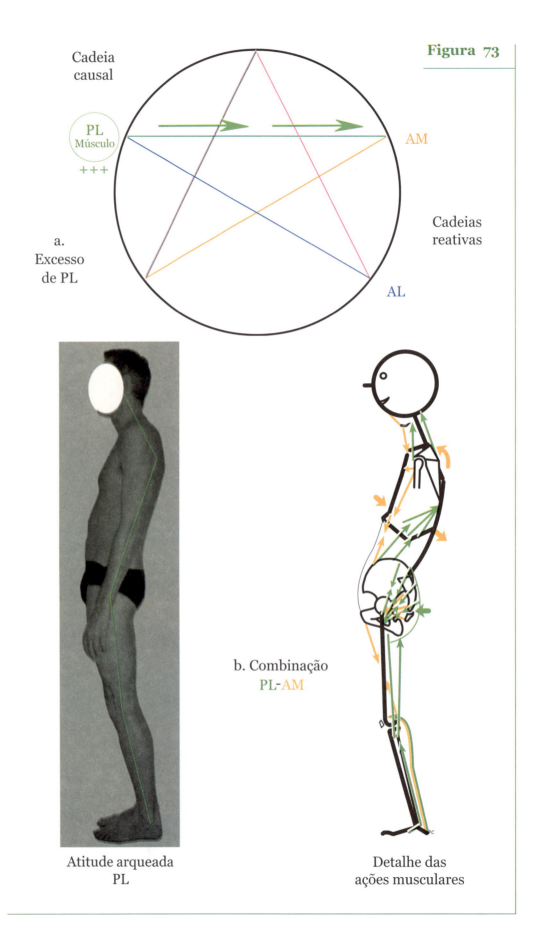

Figura 73

Acalmar o ardor de PL e, conjuntamente, alimentar AM serão, nesse caso, os objetivos do terapeuta. Num primeiro tempo, o terapeuta se dedicará a temperar a ação dos pelvitrocanterianos sobre a separação dos ísquios e no nível dos coxofemorais. Poderá, em seguida, liberar o sacro no sentido da nutação graças ao relaxamento dos piriformes. Será conveniente, então, reprogramar a ação lordosante dos pilares do diafragma na região dorsolombar como paliativo ao desabamento do segmento declive inferior da coluna.

O método G.D.S. propõe também técnicas de modelagem torácica adaptadas às diferentes tipologias. No caso que nos interessa, é contrariando a expansão torácica transversal na inspiração que poderemos esperar liberar progressivamente o esterno.

O propósito deste livro não é desenvolver a parte terapêutica. Ficarei por aqui no que se refere à lista de propostas de tratamento.

Conclusão

Chegamos ao termo de nossos estudos das cadeias relacionais AL e PL. Este trabalho nos permitiu voltar à noção de globalidade, na qual acreditamos, e entrar mais fundo na realidade terapêutica cotidiana, em que as tipologias puras são raras e as combinações numerosas e variadas.

Desmanchar o sutil jogo de ação-reação entre as cadeias é a maior dificuldade encontrada pelo terapeuta globalista. Para Godelieve Denys-Struyf, nossos fracassos são com frequência devidos ao fato de começarmos pela vítima, e não pelos verdadeiros responsáveis. Nunca será demais repetir o que dizia Mézières: "O mal nunca está onde a dor se manifesta".

Isso não quer dizer que devemos ignorar a dor, razão pela qual o paciente nos procurou. Contentar-se, porém, com um trabalho local pode resultar em recidivas.

Por outro lado, em certos casos, querer melhorar o terreno voltando até a causa primária tem muito de utópico e pode mesmo ser perigoso. Penso nas pessoas de certa idade que se fixaram numa atitude corporal, encontrando nela uma forma de equilíbrio. A prudência implica não tentar perturbar esse equilíbrio, por mais precário que seja, sob risco de agravar o quadro.

O terapeuta deve dar mostras de adaptabilidade em todas as circunstâncias. Numa época em que o tecnicismo tem lugar cada vez maior na fisioterapia, o desejo de ganhar tempo leva a pesquisar receitas. Minha experiência prática me ensinou que o caso de um não é o caso de outro. Uma lombalgia pode ter como origem uma hiperlordose; e outra, com sintomas similares, será devida a uma inversão de curva.

O tratamento deverá ser individualizado e, para tanto, é primordial o diagnóstico diferencial. Um dos objetivos destes livros é facilitá-lo na prática cotidiana.

Bibliografia

BARRAL, J.-P. *Manipulations viscérales 2*. Paris: Maloine, 1987.

BEAUTHIER, J.-P.; LEFEBVRE, P. *Traité d'anatomie: de la théorie à la pratique palpatoire.* Bruxelas: De Boeck-Université, 1990. [Participação: F. Leurquin.]

BIENFAIT, M. *Les fascias*. Bourdeaux: Société d'Édition Le Pousoé, 1982.

CAMPIGNION, P. *Les chaînes musculaires et articulaires G.D.S. Précis. Respir-actions.* Ed. Ph. Campignion, 1996.

_____. *Les chaînes musculaires et articulaires concept G.D.S. Notions de base.* Ed. Ph. Campignion, 2001.

CURTIL, P.; METRA, A. *Traité pratique d'ostéopathie viscérale.* Éditions Frison-Roche, 1997.

DENYS-STRUYF, G. *Les chaînes musculaires et articulaires.* Bruxelas: I.C.T.G.D.S., 1987.

DEPREUX, R.; LIBERSA, C. *Anatomie, schémas de travaux pratiques.* Paris: Vigot, 1988.

DE SEZE, S.; DJIAN, A. *La radiographie vertébrale.* 5. ed. Paris: Maloine, s/d. (Diagnostic au Service du Généraliste par de Visscher A.)

FAUBERT, A. M. *Traité d'acupuncture traditionnelle.* 10. ed. Paris: Guy Trédaniel, 1977.

FRERES, M. *Méthode rythmique d'harmonisation myotensive.* S/l: OMC, 1985. (SBORTM.)

GOSLING, J.-A.; HARRIS, P.-F.; HUMPHERSON, J.-R.; WITHMORE, I.; WILLIAN, P.-L.-T. *Human anatomy.* Londres: Gower Medical, 1990.

JONES, L. H. *Correction spontanée par repositionnement.* S/l: OMC, 1980. (SBORTM.)

KAHLE, W.; LEONHARDT, H.; PLATZER, W. *Anatomie.* Paris: Flammarion Médecine-Science, 1978. (Direção da edição francesa: C. Cabrol.)

KAPANDJI, I.-A. *Physiologie articulaire: schémas commentés de mécanique humaine.* 2. ed. Paris: Maloine, 1968.

KELEMAN, S. *Emotional anatomy.* Berkeley: CenterPress, 1985.

LABORIT, H. *La légende des comportements.* Paris: Flammarion, 1944.

LANZA, B.; AZZAROLI-PUCETTI, M.-L.; POGGESI, M.; MARTELLI, A. *Le cere anatomiche della specola.* Florença: Arnaud, 1993.

LITTLEJOHN, J.-M.; *Méchaniques de la colonne vertébrale et du bassin.*

MÉZIÉRES, F. *Gymnastique statique.* Paris: Vuibert, 1947.

NETTER, F. D. *Atlas of human anatomy.* Summit: Ciba-Geigy Corporation, 1990.

PIRET, S.; BEZIERS, M.-M. *La coordination motrice.* Paris: Masson, 1971.

ROUVIERE, H.; DELMAS, A. *Anatomie humaine,* 13. ed. Paris: Masson, 1992.

SAMSON E WRIGHT. *Physiologie appliqué á la medicine.* 2. ed. francesa. Paris: Flammarion, 1980.

TESTUT. *Traité d'anatomie topographique.* 3. ed. Paris: Octave Doin et Fils, 1914.

TRAVELL, J.; SIMONS, D. *Douleurs et troubles fonctionnels myofasciaux.* S/l: Haug International, s/d. 3 v.

UPLEDGER, J. E. *Thérapie crânio-sacrée.* Paris: IPCO, s/d.

------------------------------ dobre aqui ------------------------------

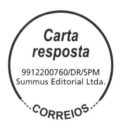

CARTA RESPOSTA
NÃO É NECESSÁRIO SELAR

O SELO SERÁ PAGO POR

AC AVENIDA DUQUE DE CAXIAS
01214-999 São Paulo/SP

------------------------------ dobre aqui ------------------------------

CADEIAS POSTEROLATERAIS

------ recorte aqui ------

**summus
editorial**

CADASTRO PARA MALA-DIRETA

Recorte ou reproduza esta ficha de cadastro, envie-a completamente preenchida por correio ou fax, e receba informações atualizadas sobre nossos livros.

Nome:

Endereço: ☐ Res. ☐ Com.   Empresa:

CEP: -   Cidade: Estado: Bairro:

Fax: ( )   E-mail: Tel.: ( )

Profissão: Professor? ☐ Sim ☐ Não   Disciplina: Data de nascimento:

1. Você compra livros:

☐ Livrarias   ☐ Feiras

☐ Telefone   ☐ Correios

☐ Internet   ☐ Outros. Especificar:

2. Onde você comprou este livro?

3. Você busca informações para adquirir livros por meio de:

☐ Jornais   ☐ Amigos

☐ Revistas   ☐ Internet

☐ Professores   ☐ Outros. Especificar:

4. Áreas de interesse:

☐ Educação   ☐ Administração, RH

☐ Psicologia   ☐ Comunicação

☐ Corpo, Movimento, Saúde   ☐ Literatura, Poesia, Ensaios

☐ Comportamento   ☐ Viagens, *Hobby, Lazer*

☐ PNL (Programação Neurolingüística)

5. Nestas áreas, alguma sugestão para novos títulos?

6. Gostaria de receber o catálogo da editora? ☐ Sim ☐ Não

7. Gostaria de receber o Informativo Summus? ☐ Sim ☐ Não

Indique um amigo que gostaria de receber a nossa mala-direta:

Nome:

Endereço: ☐ Res. ☐ Com.   Empresa:

CEP: -   Cidade: Estado: Bairro:

Fax: ( )   E-mail: Tel.: ( )

Profissão: Professor? ☐ Sim ☐ Não   Disciplina: Data de nascimento:

Summus Editorial
Rua Itapicuru, 613 7º andar 05006-000 São Paulo - SP Brasil Tel. (11) 3872-3322 Fax (11) 3872-7476
Internet: http://www.summus.com.br   e-mail: summus@summus.com.br

cole aqui